便を見る力

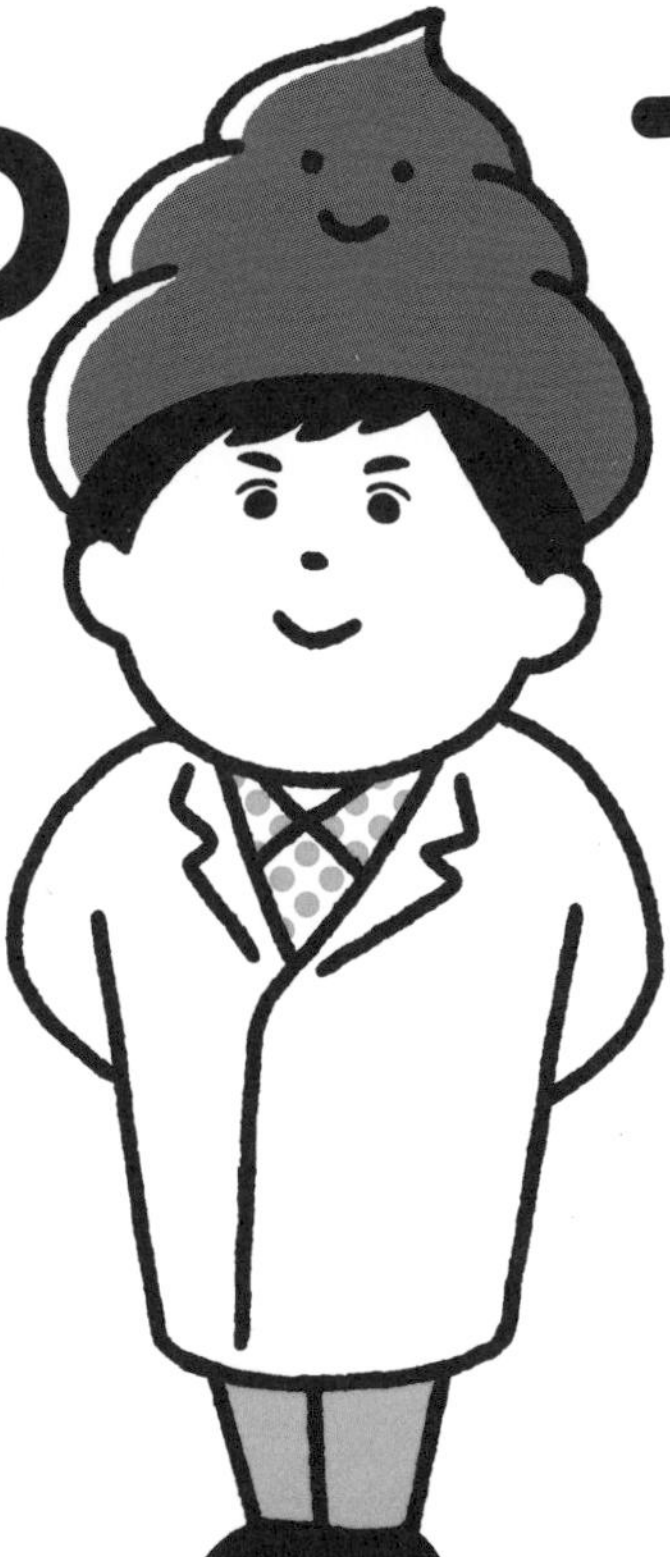

石井洋介

イースト・プレス

うんこの見方をかえよう

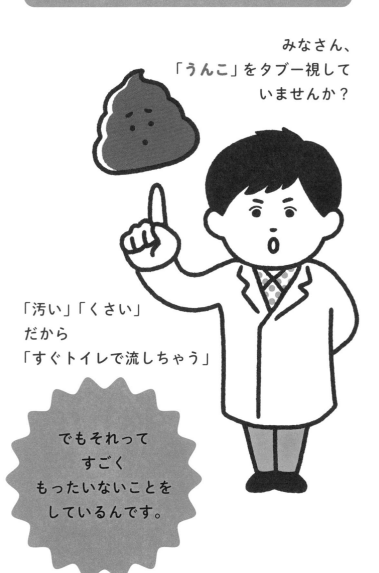

みなさん、
「うんこ」をタブー視して
いませんか？

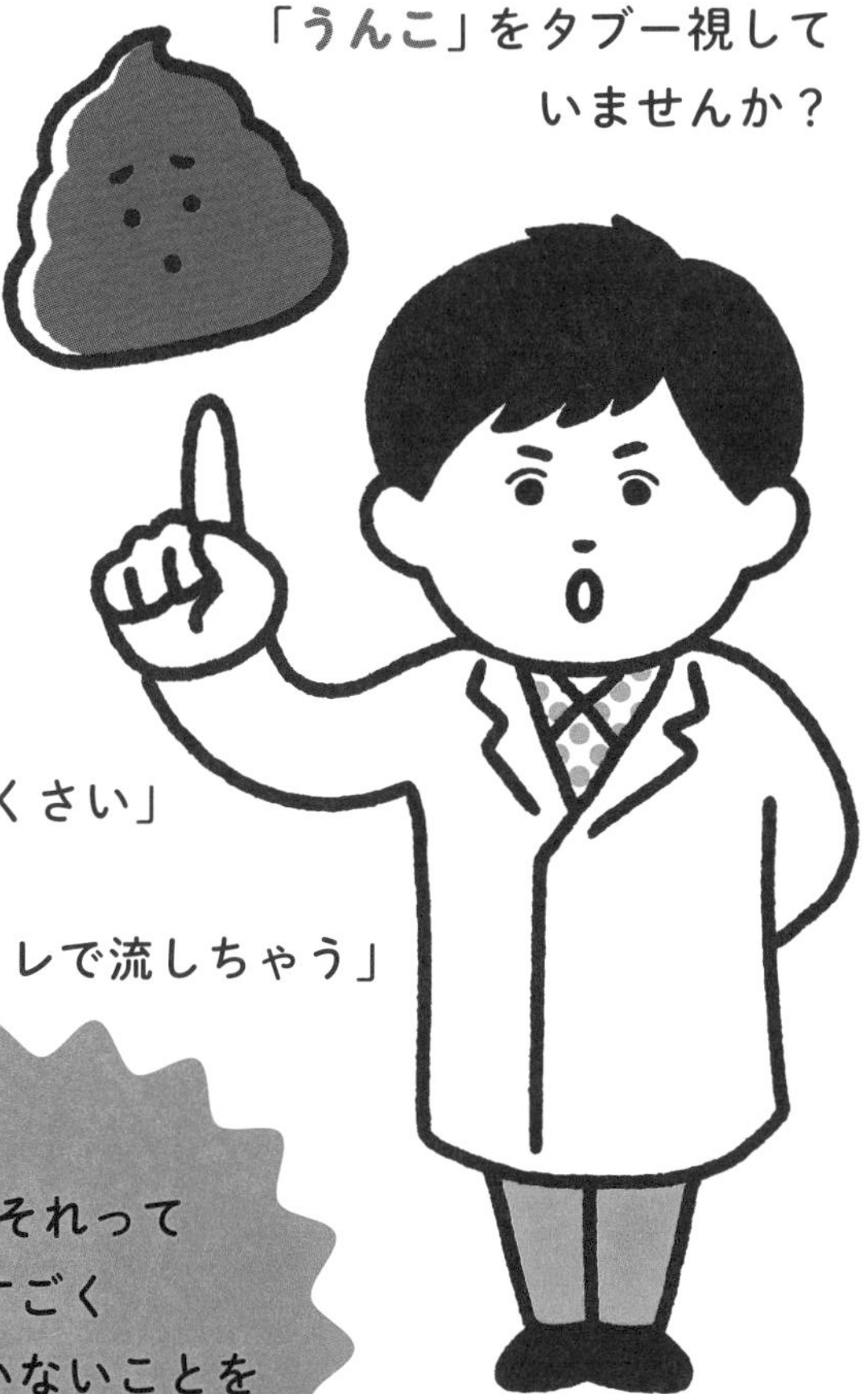

「汚い」「くさい」
だから
「すぐトイレで流しちゃう」

でもそれって
すごく
もったいないことを
しているんです。

うんこは情報の宝庫

うんこは
自分の体のことを知るための
情報の宝庫です。

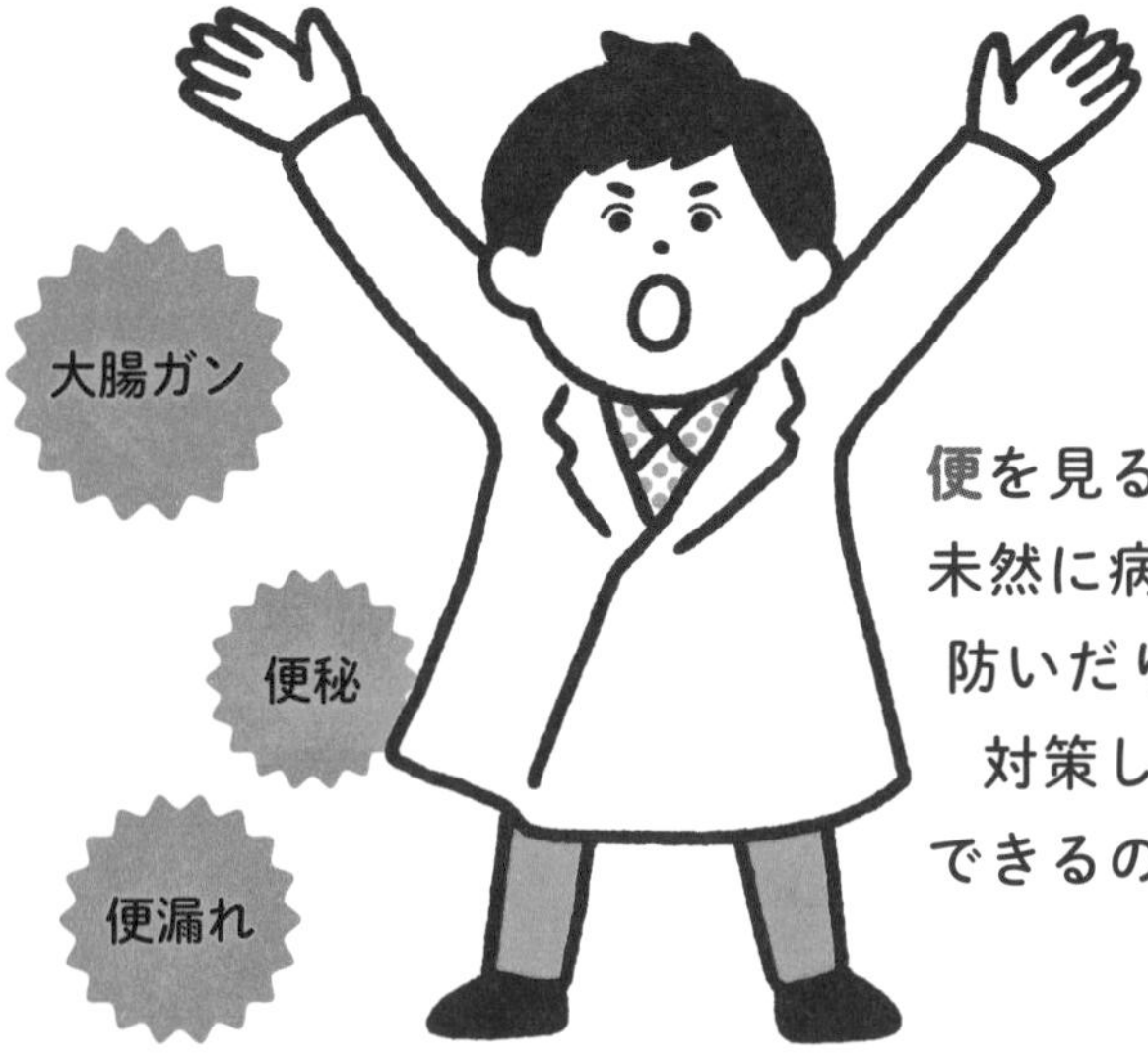

便を見るだけで
未然に病気を
防いだり
対策したり
できるのです。

うんこは社会も見通せる

そして、**うんこ**を見ると
これからの社会のことも見通せます。

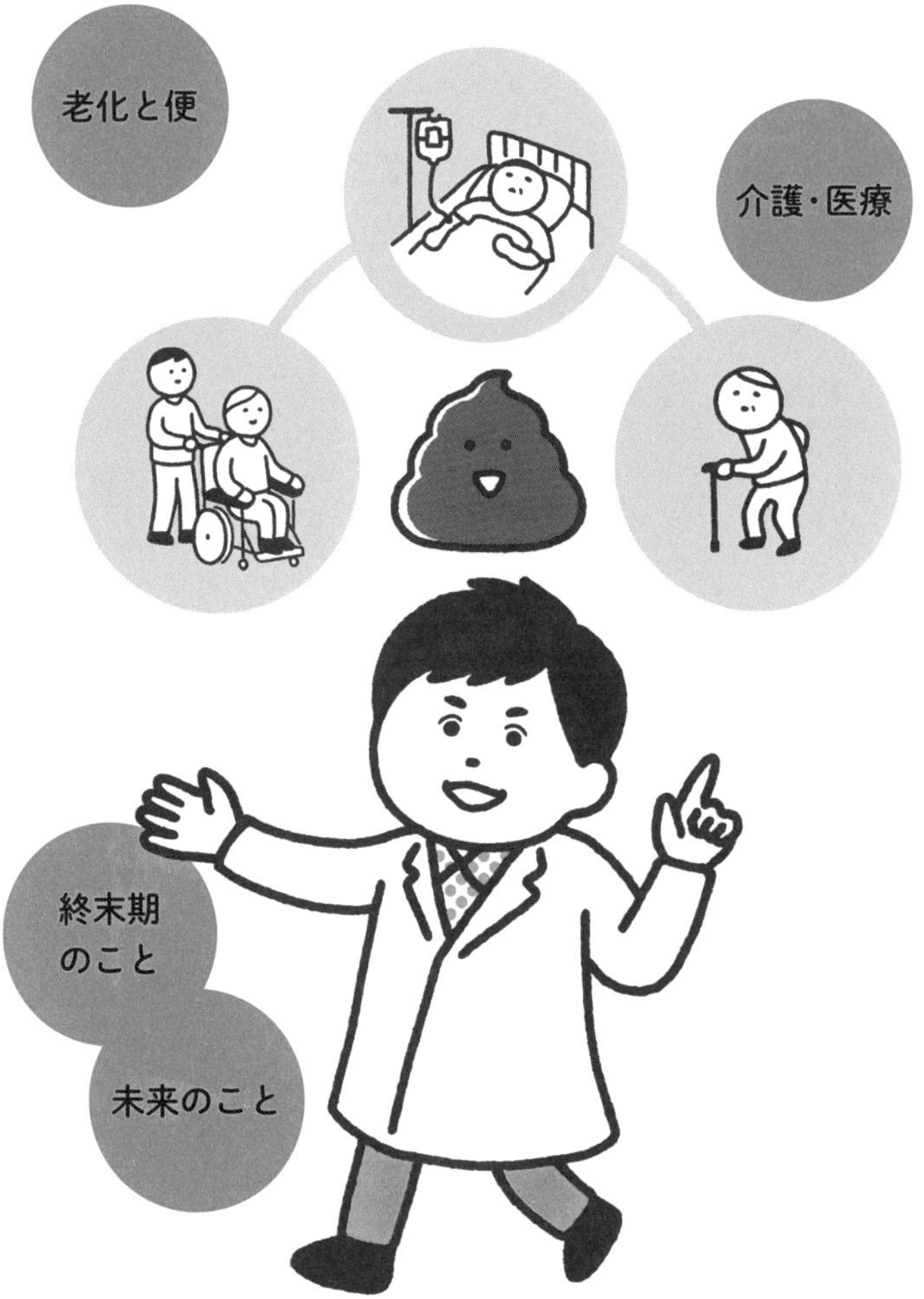
老化と便
介護・医療
終末期
のこと
未来のこと

結論

うんこと向き合うことは人生と向き合うこと。
うんこをもっと身近にするために、
見方を変えて
便とのかかわり方を
変えていきましょう

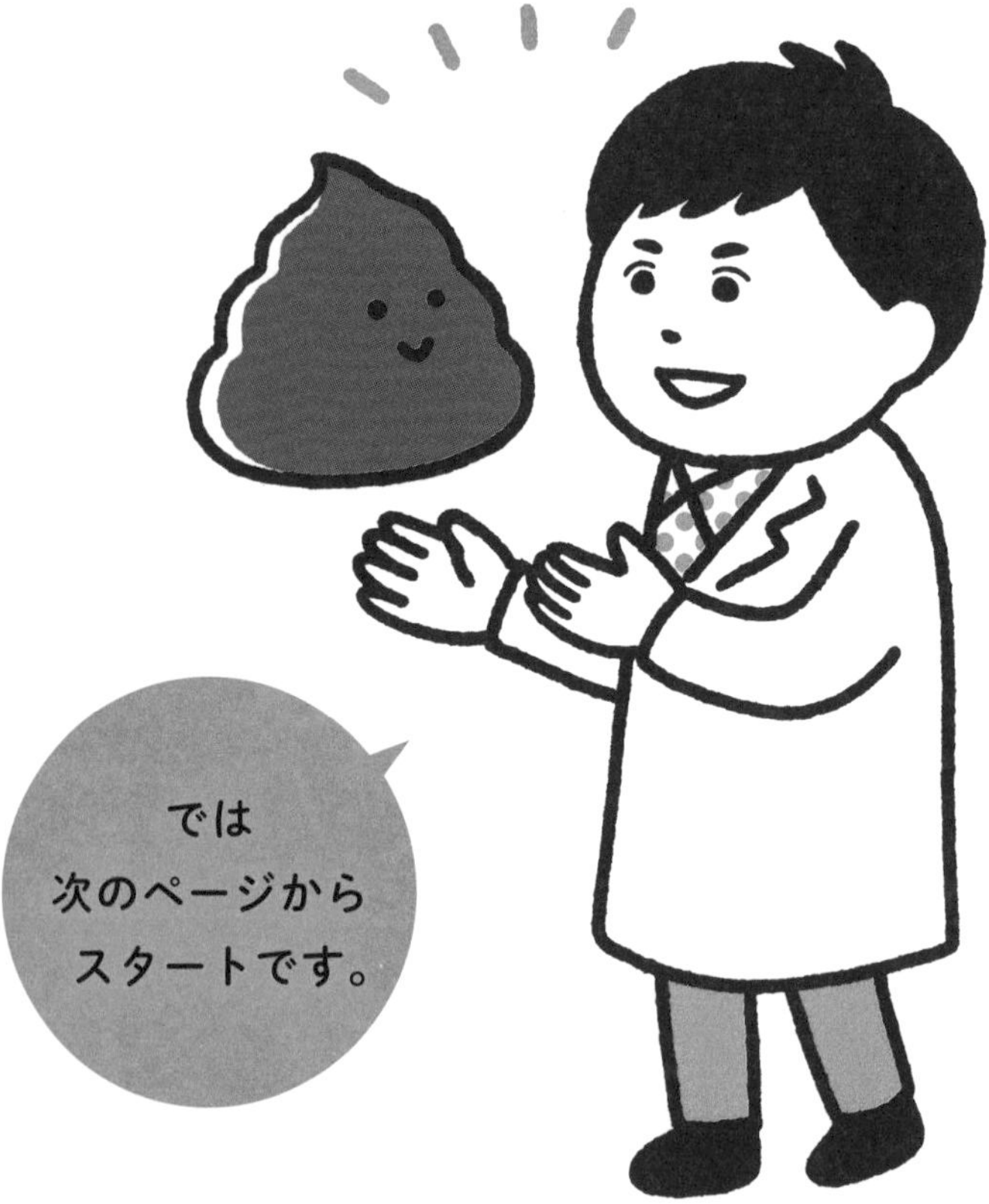

はじめに

突然ですが、みなさんは自分の便をまじまじと見たことはありますか？

あ、今そっと本を閉じようとした方、もう少し読んでもらえると嬉しいです。

私ははじめ、消化器（胃や腸を診る）の医師として、最近は在宅医療という主に高齢者を診ることを中心に、約15年間医療に従事してきました。

みなさんと診察時にお話すると、便の悩みは多かれ少なかれ抱えています。でも、「最近、便が細くなってきました」というように、便の変化を気にして受診してきた方にはお会いしたことがありません。

実は、便の性状が変化したときは大きな病気が隠れている可能性があることをご存じでしたか？

たとえば大腸がんになると、腸の内側の壁にあるがんが少しずつ大きくなって、便の通り道が狭くなるので、便が細くなってきます。さらに、便が通りづらくなるほどがんが大きくなると、下痢と便秘を繰り返したり、排便後もすっきりしない残便感が増えたりします。がん細胞は正常な細胞よりも壊れやすいので、病巣が大きくなると便が通るときに傷がつき、便に血が混じるようになっていきます。さらにこのまま放置していると、便の通り道が詰まってお腹が張ってきたり、腹痛が起きたりします。

腹痛が起きるころには、がんはかなり進んだ状態になっています。つまり、大腸がんを早期に発見しようと思ったら、「便からのサイン」をしっかり受け取る必要があるのです。大便とはその名の通り、私達の身体の変化を伝えてくれる「身体からの大きな便り」なんです。

思い返してみてください。食べ過ぎたり飲み過ぎたりした後に下痢や腹痛が起きたり、緊張してお腹を下してしまったりしたことはないでしょうか。便を通して、自分の身体に起きていることを知る機会って、意外と多いと思うのです。これを見逃すのは、とてももったいないことです。でも、便からのサインの読み方をしっかりと教わったことがある方はあまりいないのではないでしょうか。

本書で、「便を見る力」を養っていただき、便からのサインを受け取れるようになっていただきたいと思っています。特に大腸がんの発症が増える40代以降、便を見る習慣を身につけていただきたいです。

また、私は在宅医として多くの患者さんのお看取りに関わり、「いい人生だったと満足して終えるために必要なことは何か」をずっと考えてきました。

人生の最期までどんな生活をしたいか、具体的に考えたときに、「自分でトイレにいって排泄したい」という希望を口にする方は少なくありません。高齢になれば排泄の悩みは増えますし、人生の後半になればなるほど便のことを考える時間も増え、生活の満足度に直結するほど重要なテーマになっていきます。そこで、もしかすると「便と向き合うということは、人生と向き合うことなのではないか」と考えるようになりました。

本書は便との向き合い方を年代別にまとめていますが、人生の段階は人によって異なるので、どこから読んでいただいても構いません。便を見る力について考えていただくことで、より素敵な人生を送っていただくためのちょっとしたヒントが見つかればいいなと思い、本書を書いています。

私がここまでうんこを背負い続けているのには、もちろんこれまでの医師としての経験もあるのですが、もうひとつ大きな理由があります。

実は私には大腸がありません。15歳のときに潰瘍性大腸炎という難病に罹患し、19歳のときに大腸を全摘出して、お腹から直接便を出す人工肛門という状態になりました。医師を志したのも、この人工肛門を閉鎖して再び元のように排泄できるようにしてくれた外科医の先生に憧れたからなのです。私自身、うんこに翻弄され続けた人生を送ってきました。

そんな自分が向き合い続けたうんこ、そして人生のことを、少しでもみなさんと共有できたら幸いです。

石井洋介

便を見る力

目次

第5章

序章

なぜ私が「便を見る力」を語るのか

血便を無視し、19歳で人工肛門に

ある日、何気なくトイレを見た私は、便に血が混じっていることに気がつきました。14歳のときのことでした。そのときは、「あれ、血が出てる？　痔かな？」と思ったくらいで、特に心配はしませんでした。

紆余曲折を経て医者になった今の私が当時を振り返ってみると、「なぜその時点で病院に行かなかったんだ!!」と強く思いますが、男子中学生なんてそんなものです。しかも、ちょうど中学3年生の受験シーズンだったこと、さらに体調の変化も感じなかったことから、私はたった一度の血便なんて、まったく見なかったことにしてしまったのです。

その後、無事に志望する高校へ入学を果たし、高校生活がスタートした直後の6月。私は突然、体調を崩してしまいます。熱が出て、なんとなく体の具合が悪い状態が続き、何度か病院へ行っても理由はよくわからないまま。かといって様子を見ていてもよくならないので、詳しく調べるために検査入院したのが高1の夏でした。1ヶ月ほど、いろいろな検査を繰り返しましたが、やはり原因は不明。そこで医師から「これまでに何か変わったことはなかった?」といろいろ質問されて初めて血便のことを思い出し、「そういえば血便が出たことがありました」と伝えたのです。

それから大腸の内視鏡検査などをしてようやくわかった病名は「潰瘍性大腸炎」。これは肛門側から連続して大腸にいくつもの潰瘍ができる病気で、下痢や血便が症状のひとつです。若い人の熱はまず感染症などを疑うのが定石なので、先生方も消化器系の異常は疑っていなかったのでしょう。今の自分が仮に同じ立場で検査をしていても、血便という情報がなければ診断できなかっただろうなと思います。

「潰瘍性大腸炎」は、原因がいまだに特定できていないため難病に指定されている病気です。病名がわかった段階で私は医師から「残念だけどもう一生治らない、難病とされている病気なんだよ」と言われました。自分が一生治らない難病患者になってしまったことはショックでしたが、当時はそれほど実感がありませんでした。入院中に炎症がおさまり、体調自体はよくなっていたからです。

つらかったのはその後でした。高校に復帰したものの、数ヶ月後には再び炎症が起き、病状は一進一退の繰り返し。長期入院で勉強にもついていけなくなり、友達とも次第に疎遠になってしまいました。ギリギリ卒業はできたものの、その頃から本格的に体調が悪化していたため就職もできず、実家暮らしでニート生活を送ることになってしまった私。現実逃避するように毎日テレビゲームばかりで、収入もゼロという未来が見えない日々でした。

そんな中、19歳の秋に急激に病状が悪化し緊急入院。1ヶ月ほど絶食して点滴だけで治療を続けましたが、症状はよくなるどころか、腸に穴が開いてしまいます。この穴により命に関わるほどの大出血をしたらしく、私は意識を失いました。その後緊急手術となり、そのまま大腸を全て摘出することになってしまったのです。

幸い、一命はとりとめましたが、目が覚めたら大腸はなくなり、人工肛門ができていました。命は助かったけれど、すごい障害を負ってしまった……とショックでした。人工肛門というのは、お腹に便を貯める袋がついているもので、服を脱いだら見えてしまいます。水着にもなれないし、異性にも体が見せられないのではないか。あのとき、19歳の私は本気で「人生終わった」と思いました。

ネットで「Jパウチ（回腸嚢）」を知る

3ヶ月ほどの入院とリハビリなどを経て、これからどうしようかと考えた私は、

「体に障害があってもパソコンを使った仕事ならできるかもしれない」と祖母にお願いし、快気祝いにパソコンを買ってもらいました。

この頃には人工肛門にも慣れ、自然に親しめるようにはなっていましたが、まず私はパソコンを使い、「潰瘍性大腸炎／術後」というキーワードで検索をかけてみました。そこで「Jパウチという人工肛門閉鎖手術がある」と知ったのです。「Jパウチ（回腸嚢《のう》肛門管吻合《ふんごう》術）」というのは、小腸を伸ばして大腸の代わりにし、肛門につなぐことで人工肛門を閉じる手術です。今はメジャーな方法ですが、当時はまだ国内で数ケ所しか手術できる病院がありませんでした。もちろん私が通っていた病院でもできませんでした。というより、そもそもその病院では「一生、人工肛門です」と言われていました。調べてみて初めて、別の病院では閉じる手術もできるらしい、ということがわかったのです。

私が医師の言うことを頭から鵜呑みにして自分から情報にアクセスしていなかっただけで、ちゃんと調べればもっと別の方法もありました。しかも横浜市立市民病院という、横浜市在住だった私にとっては身近な病院にその手術の第一人者がいることもわかりました。そのとき、しみじみと知らないこと、情報がないことの恐ろしさを感じました。このときの思いが、医師になった今でも私が情報発信の大切さを強く意識する理由のひとつかもしれません。

ともあれ人工肛門になった1年後、私は横浜市立市民病院で閉鎖手術をしてもらいました。20歳になってようやく元の生活を取り戻しました。

医療に感動して消化器を専門とする外科医に

将来に希望が持てると、夢に向かってチャレンジしようという意欲が湧いてきます。なんとなく病気を言い訳にしていましたが、もうそれはできないし、本当に自分がやりたいことをちゃんとやらなければいけないと考えるようになりました。ここで強く思ったのが、自分の人生を変えてくれた外科の技術はすごい、ということ。そこで一念発起して外科医を目指し、医学部受験にチャレンジすることを決めました。

しかし高校時代から数えて5年ほど、まったく勉強などしていなかった私は、字をまともに書けるかさえ心配なほどでした。その頃はまだ机に向かうだけの体力も戻っていなかったので、自宅で勉強をしながら受けた最初の模試の結果、偏差値は30台でした……。

翌年から予備校に通い始め、1年目は全て不合格。そして2年目になんとか高知大学医学部に合格することができたのです。当時、私はすでに23歳。この年がダメだったら医学部は諦めようと思っていたので、ギリギリのすべり込みでした。

卒業後は2年間高知で研修したあとに、念願かなって横浜市立市民病院で外科医としてのキャリアをスタート。しかも外科医として最初に手術を教えてもらったのは、19歳の自分の手術を執刀してくれた医師だったという奇跡にも巡り合い、私は消化器外科医として、日々手術の勉強に明け暮れました。

しかし、現実は厳しいものでした。

『大腸がんは見つかった時点で寿命が決まる』といわれています。なぜなら大腸がんには初期症状がほとんどなく、腹痛などの異変を感じて診察を受けた段階では病状がかなり進行してしまっていて、手術をするには手遅れであることが多いからです。いくら外科医の腕がよくても、早期発見できなければ意味がない。にもかかわらず、日本では大腸がん検診の受診率はとても低いのです。

消化器を専門とする外科医として働きながら、私は「どうしたら患者さんたちにもっと早い段階で病院に来てもらえるだろう」ということを考え始めました。

うんこをもっと身近にするため「日本うんこ学会」発足

大腸の病気は、その兆しがまずは便に現れます。それだけでなく、便は本来、体の中のさまざまな情報を教えてくれる「大きな便り」。しかし、トイレで自分が出した便をまじまじと眺める習慣がある人は、ほとんどいないでしょう。

私自身、血便が出たときに自分の体に起きていた異変に気がつかず、便からのサインを見逃しました。だからこそ、誰もがサインを読み取れるようになってほしい。そのためには、「うんこ」を身近に感じられる工夫が必要だと考え、私は大腸がんをはじめとする医療啓発を目的とした非営利団体「日本うんこ学会」を立ち上げました。その主な活動が、便を観察（観便＝カンベン）した結果を報告する機能がある「うんコレ」というスマホゲームの開発です。ゲームを有利に進めるために、お金を払って強いキャラクターやアイテムを買ったり、くじを引いたりすることを「課金」と言います。「うんコレ」は一見普通のバトルゲームなのですが、課金の代わりに自分のうんこの色や形などを報告するようになっています。日々報告をする中で、便に危険なサインが確認されると、受診をすすめる仕組みなどが盛り込まれています。エンタメを通じて大腸がんの啓発、排便の重要性を発信したいという思いで「うんコレ」を開発したことで、2019年には総務省が選ぶ「異能な人」として「異能vation」を受賞しました。

こうして私は、患者さんの手術「前」にできることを模索してきました。同時に、手術が成功してがん自体が治っても、全ての人が「手術してよかった」とはならないことが気にかかるようになっていきました。たとえば大腸がんで入院してきた高齢患者さんに手術をすると、がんは治ったとしても、入院したことで体力や認知機能が落ちて、退院後に日常生活が送れなくなってしまうようなケースがあります。そんなときに「手術をしたのはその方の人生にとって本当にいいことだったのか？」と思うようになりました。

便と向き合うことは人生と向き合うこと

その頃、厚生労働省が「地域包括ケアシステム」という、高齢者が可能な限り住み慣れた地域で、最期まで自分らしい暮らしを続けられるための包括的な支援提供サービスを推進していることを知りました。患者さんの手術「後」について考え始めていた私は、それから2年間、厚労省の医系技官として地域医療構想や地域包括ケアシステムなどの医療政策立案の仕事に就きました。

そこで気づいたのは、地域医療のこれからには「治す」ではなく「支える」が大切なのだ、ということでした。厚労省への出向後、私はもといた病院へは戻らず、医療系のコンサルティングや患者さんが仕事帰りの夜間でも気軽に立ち寄れるクリニックづくりなどを経て、2020年、在宅医療（訪問診療）を主とする「おうちの診療所」を開業。現在は主に高齢者医療を中心にした在宅医療に従事しています。

人は高齢になればなるほど、活動性や飲食量が低下し、筋力も落ち動きにくくなっていきます。私が在宅医として患者さんと関わる中で、最期までやりたいこととしてよくあげられるのは、仕事や旅行よりも「食べること」と「出すこと」

です。つまり人生の最期まで好きなものを食べて、できる限り自分でトイレに行きたいと希望される方が多いことに気がつきました。

私も、入院中にオムツで生活していた時期がありました。交換してもらうことに抵抗があってなかなかナースコールを鳴らせず、溜め込んでしまった経験があります。オムツは、間に合わないかもしれないといった排泄の不安を割り切って過ごせるので便利なこともありますが、最期までトイレに行きたいという希望は、人間の尊厳の根本的な部分なのでしょう。排泄ケアは在宅医療の世界でもとても重要なテーマとなっています。

14歳で血便が出てから、自分の潰瘍性大腸炎という病気と向き合い、医師として大腸がん患者さんたちに向き合い、現在は在宅医療で高齢者の看取りに向き合ってきた私が今、実感していること。それは「人生の最期まで、便とどう向き合うのかが重要だ」ということです。

便に向き合うことは、人生に向き合うこと。私はそう考えています。

第1章

40歳からはうんこを見る

うんこは情報の宝庫である

皆さんは、トイレで自分のうんこをしっかり見ていますか？　うんこは体内の変化に敏感に反応するため、体の不調はまずうんこに出てきます。たとえば便秘が続くと肌荒れする、とよくいわれます。けれど実はこれ、体内で便秘と肌荒れ両方の原因となる不調が起きていて、先に便秘の方が症状として現れているというだけなのです。便秘が先に起こり、追いかけるように肌荒れが起こるので、便秘のせいと思ってしまうのですが、実は原因は同じだったりします。

うんこの変化は、体調変化を知らせる最初のサインで、そこには体内の情報が詰まっています。けれど、残念ながらそのサインは見過ごされがちです。

皆さん、鏡で自分の顔を見て肌荒れしていたり顔色がくすんでいたりすると、寝不足かな？　脂っこいもの食べ過ぎたかな？　などと自分の生活や体調について振り返りますよね。また、熱っぽかったり、くしゃみが出たり、喉が痛かったりすると「なんだか風邪っぽいな」と考えて、早めに休んだり、薬を飲んだりするでしょう。

便についてもこれと同じようになればいいと、私は思っています。うんこを見ることで、体調の良し悪しを知ることができる。たとえば下痢っぽいときは食べ物がおかしかったかなとか、便秘気味ならストレスが溜まっているのかなというように、便の色や形から、自分の体調変化に気づけるようになってほしいのです。

自分が「風邪っぽい」かどうか、たいていの人がわかるのは普段の自分の体の状態と明らかに違うから。「熱っぽい」と言えるのも、自分の平熱を知っているからです。説明できる言葉があるから、自分の状態を把握できる。

それと比べて、そもそも自分のうんこが普段どんな状態なのか、生活状態や体調によって、どのように変化するのかを知っている人は少ないでしょう。仮に、便の形がいつもとちょっと違うなと思っても、熱っぽいとか風邪っぽいというようなわかりやすく表せる「言葉」がありません。言葉がないから、状況把握もしにくいんです。

けれど、自分の便に興味を持って見続けていれば、小さな異変に気づけるようになるかもしれないし、それを言葉で説明することができるようになるかもしれません。そのためにはまず、「うんこを見ること」を日常にしたい。毎日、自分のうんこを見て、自分の「平便」がわかるようになってほしい。うんこを自分の生活や体調を振り返るきっかけにしてほしいのです。

この「うんこを見ること」、医学用語では「観便（カンベン）」と言います。カンベンをすることで直接的に大腸がんを見つけられるわけではありません。けれど便がいつもと違うということは、自分の体の中でいつもと違う何かが起きているのかもしれない。そう意識できるようになるだけでも、腸の健康を保つためには大きな一歩です。そのためにも、若いうちから毎日のカンベン習慣を身につけていきましょう。

うんこの大部分は実は水分

まずは「うんこ」は一体なんなのか、ということから話を始めましょう。

口から食べた食べ物は、「口→食道→胃→十二指腸→小腸→大腸→肛門」という道をたどってうんことして出てきます。おそらく多くの皆さんは口から入れたもののうち「水分がおしっこ」「固形物がうんこ」として出てきていると思っているのではないでしょうか。

それは間違いではないのですが、実はうんこを構成する成分の約80％は水分です。さらに残りの成分の3分の1が大腸菌などの腸内細菌の死骸、3分の1が古くなってはがれ落ちた腸粘膜の細胞、そして残りの3分の1が食物残滓《ざんさい》。実はう

大腸

残りの水分を吸収。食べカスに腸内細菌の死骸や
剥がれ落ちた腸の粘膜などが加わって
うんこができあがる。

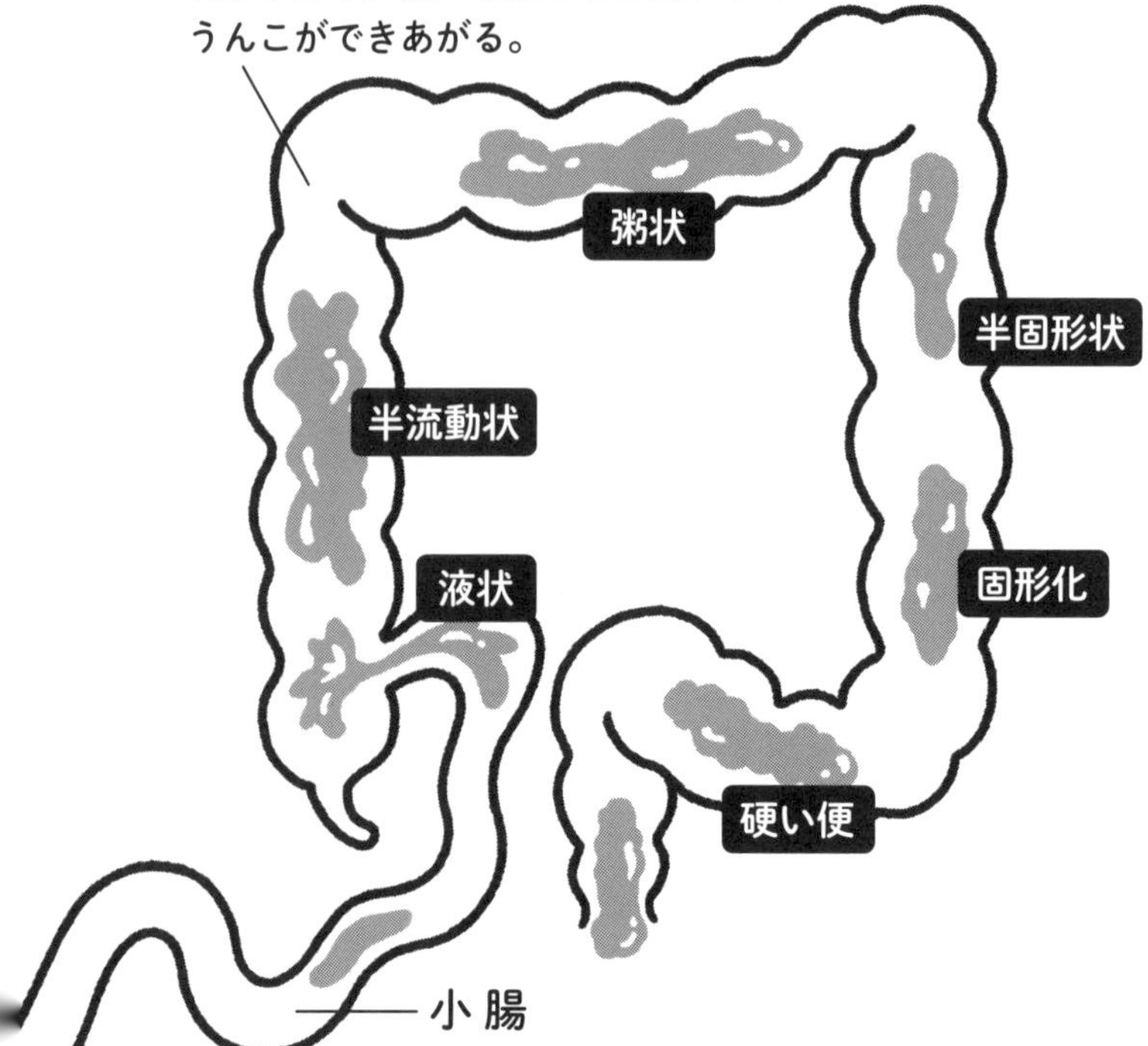

小腸

食べたものをさらに分解し、
ほとんどすべての栄養分を吸収して血管に流す。
ここで水分の約80%が吸収される。

うんこの成分

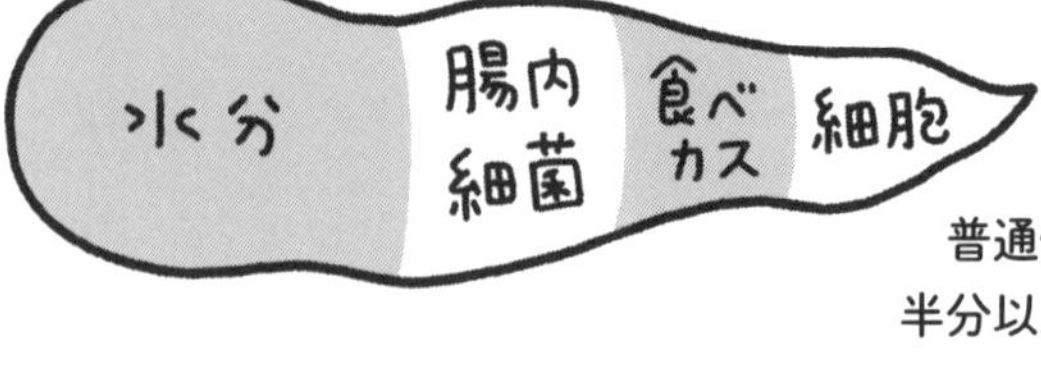

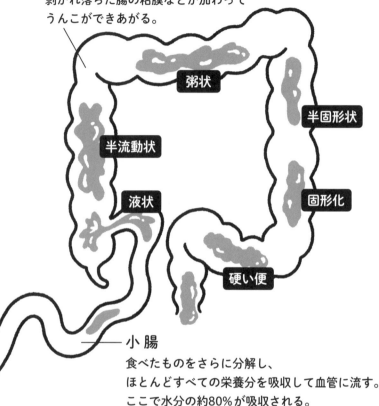

普通便の場合、
半分以上は水分。

便が
形成されるまで

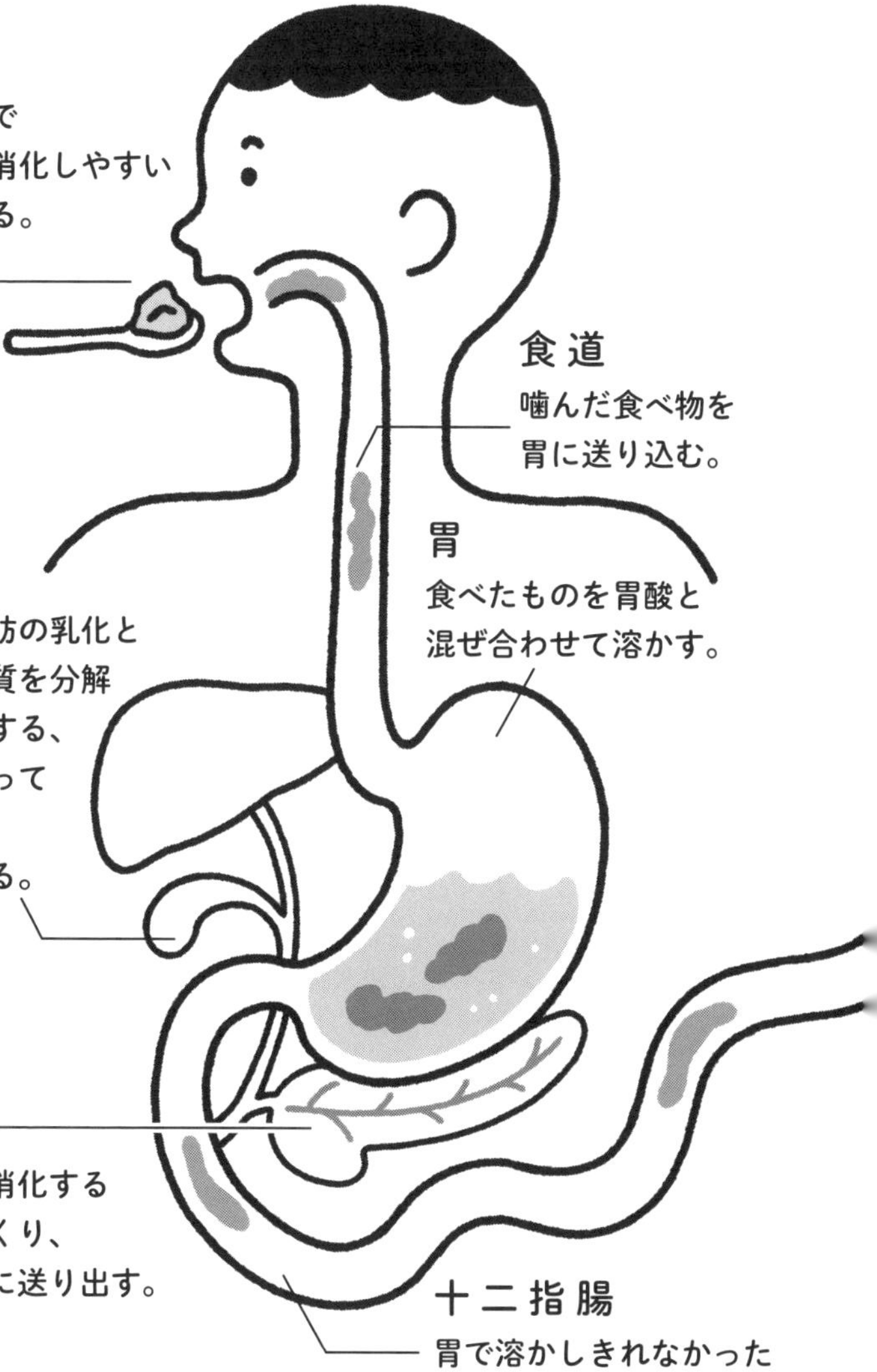
口
噛むことで
食べ物を消化しやすい
ようにする。
食道
噛んだ食べ物を
胃に送り込む。
胃
食べたものを胃酸と
混ぜ合わせて溶かす。
胆のう
胆汁で脂肪の乳化と
タンパク質を分解
しやすくする、
これによって
うんこが
茶色くなる。
膵臓
食べ物を消化する
膵液をつくり、
十二指腸に送り出す。
十二指腸
胃で溶かしきれなかった
脂分などを溶かす。

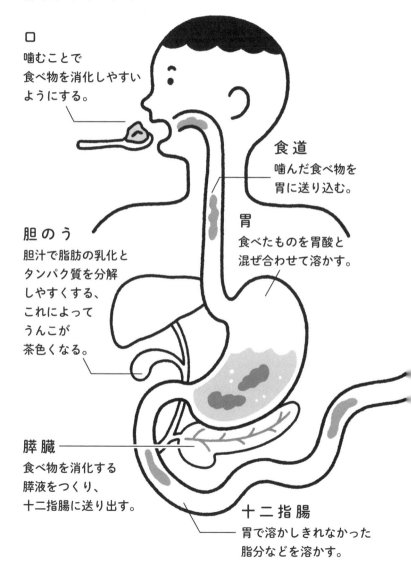

んこの中で食物残滓、つまり食べ物のカスが占める割合は、ほんの5〜10％なんです。仮に一日のうんこの量を200gとすれば、食べカスは10〜20ｇ程度ということです。

うんこの形が教えてくれること

「うんこ」は、体の中のさまざまな情報を教えてくれます。とはいえ、うんこは言葉や文字を使えませんから、色や形、硬さ、においなどで、私たちにサインを出しているのです。

私たち医師も、うんこの状態から、ある程度、腸の状態を予測していきます。その目安のひとつになるのが「ブリストルスケール」。これは1997年にイギリス・ブリストル大学の教授が発表した、便の状態を示す基準となるもので、医療現場でも広く使われています。

便を観察するための一覧表（ブリストルスケール）

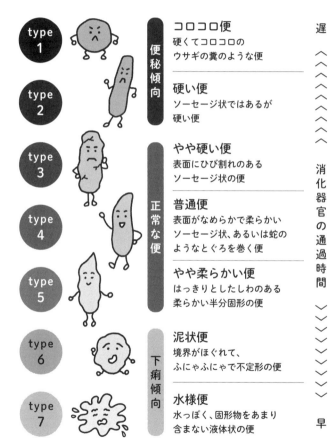

type	傾向	便	特徴
type 1	便秘傾向	コロコロ便	硬くてコロコロのウサギの糞のような便
type 2	便秘傾向	硬い便	ソーセージ状ではあるが硬い便
type 3	正常な便	やや硬い便	表面にひび割れのあるソーセージ状の便
type 4	正常な便	普通便	表面がなめらかで柔らかいソーセージ状、あるいは蛇のようなとぐろを巻く便
type 5	正常な便	やや柔らかい便	はっきりとしたしわのある柔らかい半分固形の便
type 6	下痢傾向	泥状便	境界がほぐれて、ふにゃふにゃで不定形の便
type 7	下痢傾向	水様便	水っぽく、固形物をあまり含まない液体状の便

消化器官の通過時間：遅（type 1）〜 早（type 7）

うんこの「形」と「性状」をもとに7段階に分けられた「ブリストルスケール」は、日々の自分のうんこの状態を把握するためにも覚えておきたいものです。

うんこの色が教えてくれる体の変化

健康なうんこは黄土色をしています。この色は「胆汁」に含まれる黄色い色素によるものです。「胆汁」は肝臓でつくられる黄褐色の液体で、胃で溶けきれなかった脂肪を十二指腸内で分解する働きをしています。このとき、便に胆汁の色がついて黄土色になるのです。

その後腸の中にとどまる時間が長いと、水分が余計に吸収されてしまうため、便秘気味のうんこは濃い茶褐色になり、反対に消化不良で早く出てしまう下痢気味のときは黄色味が強くなるのです。

黄土色から茶褐色のうんこは健康の証し。けれど食べたものや体調、あるいは病気などによってうんこの色は変わってきます。ここからはうんこが「色」で我々に伝えようとしている体の変化について見ていきましょう。

〈黒〉

黒いうんこは便秘が原因の場合と、食道、胃、十二指腸、小腸など消化器官からの出血が時間を経て黒く変色している場合があります。胃潰瘍や胃がんになると胃の中で出血が起こります。胃の中には胃酸があるため、その影響で血の中にあるヘモグロビンは酸化され、ドス黒い色の血に変色するのです。まるでコールタールのような便になるため、これを「タール便」と呼びます。コールタールのイメージがつかない方は、イカスミパスタの色を思い出してみてください。イカスミパスタなんて食べていないのに、あのように真っ黒の便が出たら、胃の中で出血が起きているのかもしれません。また、貧血の治療として鉄剤を飲んでいる場合も黒いうんこが出ます。可能性のある病気としては、十二指腸潰瘍や胃潰瘍、胃がんなどが疑われます。

黒のコロコロ便（type-1）

便秘がひどく、まるで木炭のように真っ黒でコロコロしたうんこが続く場合、水分を多めにとって様子をみましょう。それでも改善されない場合は、何か病気が隠れているかも。

黒の硬い便（type-2）

アルコールやお肉を過剰摂取すると胆汁の分泌量が減り、うんこが黒くなってしまう場合があります。胆汁はうんこをなめらかにして排出しやすくする働きもあり、胆汁が減ると便秘にもなりやすくなるので注意が必要です。

黒の普通便（type-4）

イカスミパスタやお肉、黒い食べ物などをたくさん食べたあとの黒いうんこは食べ物の色が出ているだけかもしれません。一時のものであれば心配なし。ただし、それが続く場合は病気が隠れていることがあるので、毎日うんこを確認しましょう。

黒のやや軟らかい便（type-5）

食道や胃、十二指腸など上部の消化器官で出血している場合、便に混ざった血が黒く変色して「タール便」と呼ばれる真っ黒なうんこになることがあります。

黒の水様便（type-7）

腹痛が数ヶ月続く、3ヶ月間で急激な体重減少、下痢と便秘を繰り返すなどの症状が一緒にある場合は、何か重大な病気のサインかも。なるべく早く医療機関に相談に行って、検査をしましょう。

〈赤〉

一般的にうんこの色が赤い場合は血が混ざっている可能性があります。いわゆる「血便」です。出血している場所によって、赤の濃さや色味が変わるので注意が必要です。可能性のある病気としては、大腸がんや潰瘍性大腸炎、クローン病、痔などがあげられます。

最も多い疾患は痔ですが、痔だと思っていたら大腸の病気だったということもあるため、他に症状がある場合や、連日続くような場合には注意が必要です。赤い便が続くようなら消化器内科を受診しましょう。

年齢によっても考えるべき疾患は違います。40歳以上になると大腸がんの可能性が年齢とともに上がっていきます。一方で、10代ではクローン病、20代と40代では潰瘍性大腸炎が起きやすいとされているので、同じ血便をみても年代によって医師が真っ先に考える疾患は変わります。

クローン病や潰瘍性大腸炎の場合には、炎症が広がっていくため、腹痛や発熱、下痢を起こしやすくなります。これらを伴う血便がある場合には消化器内科を早めに受診してください。

赤のコロコロ便（type-1）

便秘で硬くなった便をしたときに、肛門が切れて痔になることがあります。排便時に便の表面に血がつくので、鮮やかな赤いコロコロ便が出たときは痔の可能性が大きいと言えます。

赤の硬い便（type-2）

こちらも痔の可能性を疑ってみましょう。ただしtype-1とともに、直腸がんによる出血の可能性もあるので、油断は禁物です。

赤のやや硬い便（type-3）

大腸がん、潰瘍性大腸炎、直腸がん、その他大腸炎などの可能性があります。

赤の普通便（type-4）

便器が真っ赤になるような場合と、茶色の便の中にうっすらと血が混ざる場合があります。他にも茶色の便の周りにいちごゼリーのようなものがついていることも。大腸がん、潰瘍性大腸炎、直腸がん、痔、その他大腸炎などの可能性があります。

赤のやや軟らかい便（type-5）

大腸がん、潰瘍性大腸炎、直腸がん、痔、その他大腸炎などの可能性がありま す。またトウガラシやパプリカ、トマトなど赤い食べ物をたくさん食べたあとは便が赤くなることがあるので、数日前までの食事内容を思い出してみるのも大事です。

赤の泥状便（type-6）

真っ赤な血が混ざっている場合と、「いちごゼリー」のようだと表現される、ドロっとした赤い便のことがあります。便がゆるい場合は大腸がん、潰瘍性大腸炎などの他に赤痢やコレラ、食中毒などの可能性も。

赤の水様便（type-7）

鼻血のような真っ赤な血が混ざっている場合と、ドス黒い赤のことがあります。同時にひどい腹痛、高熱、吐き気、めまい、冷や汗などの症状がある場合は、赤痢やコレラ、食中毒などの可能性もあるので注意が必要です。

〈緑〉

うんこが緑色の場合、一番の原因は食べ物によることが多いです。青汁などを飲んだあとはうんこも緑色っぽくなります。

ひとつだけ覚えておいてほしいのは、胆汁は酸化すると緑色に変化するということ。緑のうんこは胆汁の量や吸収の異常が原因のことがあり、暴飲暴食などで腸の機能が低下している場合があります。また赤血球の破壊が進むと胆汁が過剰に分泌されるので、緑色の便が続く場合には溶血性貧血などにも注意が必要です。可能性のある病気としては、黄疸や溶血性貧血、腸炎などがあげられます。

緑のコロコロ便（type-1）

長い間便秘をしていると、便の色が緑色になることがあります。苔がむしたような緑のコロコロ便は、便秘による色素沈着の可能性が高いです。

緑の普通便（type-4）

茶色の中にうっすら緑が見え、ときには草餅のような緑色のこともあります。緑黄色野菜をたくさん食べたり、緑色のドリンクを飲んだりすると、緑の色素が着色して便が緑色になることがあるので、しばらく様子をみてみましょう。

緑のやや軟らかい便（type-5）

食べ過ぎ飲み過ぎなどで腸に負担がかかっているかもしれません。腹痛などの自覚症状がなければ、お腹に優しいものを食べて様子を見ましょう。

緑の泥状便（type-6）

茶色の中にうっすら緑が見え、ほうれん草カレーのような感じのうんこは、胆汁の溶血性貧血や黄疸など、赤血球の破壊が原因のことも。体のだるさや皮膚が黄色っぽいという症状がある場合は病院で診察を受けましょう。

緑の水様便（type-7）

青汁の原液がそのまま出てきたような、黒に近い緑の水様便が出て、腹痛もある場合は食中毒や急性腸炎の可能性大。また、強い抗生剤を飲むと腸内細菌のバランスが崩れて緑色の便が出ることがあります。

〈白〉

バリウム以外でうんこが白くなるのは、消化不良か栄養不足、あるいは色をつける胆汁の分泌に問題がある場合のどちらかです。うんこが茶色くなるのは胆汁の色素によるものと前述しましたが、その流れが悪くなると便が白くなります。胆汁の流れが悪くなる理由としては基本的には先天性疾患が多く、赤ちゃんの便が白いときは検診で引っかかるようになっています。

一方で大人になってから急に白くなる場合には重篤な疾患が隠れている可能性

が高く、胆管がんや膵臓がんなどで胆管が狭くなり胆汁の流れが悪くなっている場合があるので、腹痛などある場合は特に急いで受診をする必要があります。

その他に可能性のある病気としては、胆道閉鎖、コレラ、肝臓がん、ウイルス感染などがあげられます。

白の普通便（type-4）

バリウムを飲んだわけでもないのに白いうんこが続く場合は、肝臓の病気、胆石症、胆道がんなどの可能性あり。

白のやや軟らかい便（type-5）

胃薬や下剤が原因でうんこが白くなることもあります。薬をやめて様子をみて、3日以上続いたら病院へ行きましょう。

白の泥状便（type-6）

焼き肉など脂肪分の多いものを食べ過ぎると、一時的に白っぽい便が出ることがあります。においがきつい場合は脂肪分の消化不良が原因かも。しばらく体にいいものを食べて様子をみましょう。高熱や吐き気、めまい、冷や汗などの症状がある場合は膵臓の病気かもしれません。

白の水様便（type-7）

急性で発熱、食欲不振、体重減少、腹痛などの症状がある場合は腸結核の可能性があります。灰白色で慢性的な場合、膵臓がんの可能性も。すぐに病院で診察を受けましょう。また、米のとぎ汁のような場合、コレラなどの感染症が疑われます。

いつもと違う、がポイント
そのために「平便」を知ろう

ここまで、カンベンにあたって基準になるうんこの色と形について説明してきました。けれど、この基準から推測して、自分は腸の病気なのかも、とすぐに心配する必要はありません。

たとえば情報番組などで、大腸がんになると便が細めになると聞いて、「自分も便が細めなんだけど、大腸がんなんでしょうか」と心配する方もいます。けれど、今までは普通だった便が突然細くなったわけではなく、昔から常に便が細めなら、それは体質と考えていいでしょう。それがその人の「平便」なんです。

自分の平熱がだいたい何度かということは、たいていの人が知っていますよね。そして平熱が35度台の人もいれば、36度台後半の人もいます。それと同じで、便も人それぞれに「いつもの便の状態」＝「平便」があるのです。それが人によって細めだったり、硬めだったり、ゆるめだったりするわけです。たとえばブリストルスケールでtype2やtype6のように、「正常」の枠外だったとしても、それがいつも通りなら心配はありません。

気をつけたいのは、そのいつもの状態とは違う便が続くときです。普段から平熱が35度1分くらいの人にとっては、36度5分でもちょっと熱っぽいわけです。反対に37度の熱でも、平熱が36度8分くらいの人にとっては、ほぼ平熱の範囲になります。ポイントはいつもの状態からのズレで、それは便も同じです。だからこそ、自分の「平便」を知るために、毎日のカンベンが重要なのです。

40代から気をつけること

40代の特に女性の場合、無理なダイエットで体内の水分が減って便秘になったり、更年期との関係で便秘になりやすい方がいます。そういった場合、便秘の薬だけで調整しようと思っても、下痢になってしまうなどうまくいかないことが多いです。

また、便通をよくしようと思って、いろいろな乳酸菌飲料を飲んだりヨーグルトを食べ過ぎたりしたことが逆効果になって治療に来る方も意外といます。ヨーグルトは慢性便秘症には効果がありますが、過敏性腸症候群（IBS）という疾患によって便秘している方の場合には逆にお腹が張って、便秘が悪化することもあります。よかれと思ったことでも悪化することがあるヨーグルトは、便通全般にいいわけではなく、慢性便秘など一部の症状だけに効果があることを理解しておくとよいでしょう。

40代はライフサイクルの変わる時期でもあります。生活の変化や暴飲暴食、仕事のストレスなども便秘の原因になります。自分の生活を見直してみて、ストレスを減らせるところがないか考えてみましょう。

こんな症状があったら、
消化器内科へ行ってみようリスト

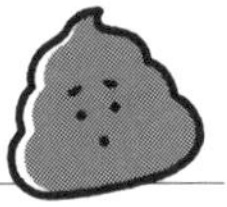

- □ 平便と状態が変わってきた
  特に便が細くなっている
- □ 便秘と下痢を繰り返している
- □ 血便が出る
- □ 慢性的、定期的な腹痛がある

便通をよくするためには、極端なことをしないのが大切。適度な運動とバランスのいい食生活という、当たり前のことが一番効果的です。反対に、いつも通りの食生活を送っているのに便の調子が悪い場合は、何かの病気が隠れている可能性もあるので、自分で判断せずにまずは一度、消化器内科の診察を受けることをおすすめします。

もうひとつ便秘の理由として気をつけたいのは、ＩＢＳです。これは次章で詳しくお話ししますが、ＩＢＳの場合はストレスが原因なので、便秘薬を使っても効きません。たとえば消化器内科で慢性便秘症と診断されて便秘薬を出されたものの、それがうまく効かずに病院を転々として、私のところに来てみたらIBSだった、ということも意外と多いのです。

ですから、まずは消化器内科へ行ってみて、あまり症状が改善されない場合は、ホームページにIBSの記載があるなど、IBSに詳しそうなクリニックを受診してみましょう。

便との関わり方の変化

「皆さん今日は自分のうんこ見ましたか？」と聞いたとき、「トイレが自動で流してしまって見られなかった」という声をよく聞きます。「便はすぐに流すもの」になったのには歴史があり、そこには医学も関係しています。

その昔、便は草木の肥料として生活の中に共存していました。ところが近代化・

都市化が進み人口密度が高くなった都市部で、便を介したコレラなどの感染症が蔓延しました。

昨今の新型コロナウイルス感染症のことを思い返してみてください。周囲の人が次々に感染していくことは、私たち人間に大変な恐怖心を与えます。コレラが大流行していた時代にも、緊急事態宣言の頃のような、パニックが起きていたと予想されます。当時の人々は研究を重ね、感染の経路が便にあることを突き止めました。しっかりと下水道をつくって、便をばらまかないようトイレを設置し、そこだけで排泄するような政策が取られたのです。このようにして、便は一気に汚物、悪者の立場になりました。

昭和初期、つまり戦後はまだまだ日本中に病院が不足している時代でした。この頃はコレラほどの強烈な胃腸炎でなくても、おそらくロタやノロ、食中毒などの現代でも起こる胃腸炎で死者が出る時代でした。

胃腸炎で人が亡くなる理由は脱水症です。下痢や嘔吐で食事や水分が取れずに脱水症になり、亡くなってしまいます。当時は病院が少なかったため、胃腸炎とわかっても病院にたどりつけず点滴を受けられなかったり、満床で入院できず、助けることができませんでした。

以降、全国に病院をしっかりと充足させるよう政策も動いていき、それに合わせて医師も増やすべく各都道府県に医学部が新設されていきました。

こうして病院や医師が充足するようになってきた我が国では、平均寿命が男性81・05歳、女性87・09歳（厚生労働省「令和4年簡易生命表」）と世界でもトップレベルの長寿国といわれるまでに伸びてきました。

現代における死因を多い順にみてみると、1位 がん（悪性新生物）、2位 心疾患、3位 老衰となっており、4位に脳血管疾患が続きます（厚生労働省「令和4年（2022）人口動態統計月報年計」）。天寿を全うされた高齢者の解剖をすると、半分以上の方にがんが見つかるといわれています。つまりがんとは年齢を重ねることで起こりやすくなる、細胞の老化に伴う病気とも言えます。

心疾患や脳血管疾患は生活習慣病とも深い関係があるといわれていますが、僅かな血管の詰まりでも、長年かけて血管がボロボロになっていき、治療が難しくなります。そのため、こちらも年齢を重ねることがリスクとなる病気です。そして老衰がすごい勢いで増えてきています。

人間はいつか天寿を全うして全員が死亡します。そう考えると、現代の死因上位は年齢に比例してリスクの高まる病気であることから、医療が発展してきた結果、おそらく人間の寿命が行き着くところまで長くなってきた時代だと言えるのだと思います。

そんな超長生き時代においては、感染症時代のようにすっと便を流すのではなく、いったん便を見ることでお腹や便の調子と向き合い、体調管理の一部として「便を見る力」を使いこなすことを提案していきたいと思います。

1年に約5万人が大腸がんで死亡している

現在、日本における死因の第1位は悪性新生物、すなわち「がん」です。昭和56（1981）年からずっと変わらず死因の第1位（厚生労働省「人口動態統計年報主要統計表」）で、令和4（2022）年の全死因における割合は24・6％。さらにその中での順位は大腸がんは男性2位、女性は1位と高い位置にあります。人数にすると1年間で5万人以上が、大腸がんで死亡しているのです。東日本大震災で亡くなった方の数が約2万人、新型コロナウイルス感染症で亡くなった方の数がこれまでの累計で約7万人と考えると、とても多いことがわかります。

一方で5年生存率と呼ばれる治療の成績は年々よくなっていて、直近のデータでは平均して70％程度の方は5年以上生きられる病気になっています。現代では、がんはきちんと治療すれば治る可能性の高い病気と言えます。特に大腸がんは罹《り》患《かん》早期のステージ0、ステージ1の段階で治療すれば、5年生存率は9割を超えます。しかし、死亡者が減らないわけはいくつかあります。

ひとつは高齢化の影響です。胃腸は皮膚などに比べて細胞の入れ替わりが早いため、途中のどこかで遺伝子の異常も起こりやすくなります。そのため長寿になればなるほど、大腸がんの患者数は増えるのです。

65歳以上のいわゆる高齢者人口は、1985年には10％ほどでしたが、2022年には29・1％となっています。発病の割合としては変わらなくても、母数である高齢者の数が増えているので患者数も増加しているのです。また、年齢が高い患者が増えると手術や抗がん剤なども利用しにくくなり、治療困難となるため大腸がんによる死亡も増えるというわけです。

年齢が上がってからかかるがんのことを「天寿がん」と呼んだりもします。高齢になってからのがんは進行も遅く、死因としては「大腸がん」と書かれますが、在宅医として多くのがん患者さんを診た経験からしても、そこまでしんどいものではありません。がんを手術で取っても、手術や入院の方が体に負担となったり、他の病気で亡くなる可能性も高く、手術で必ずしも寿命が延びるとは言えません。

大腸がんによる死亡が減らないもうひとつの理由は対策型がん検診の受診率が低いことです。前述の通り、大腸がんはステージ0、ステージ1の段階で見つけて治療すれば、治る可能性の高い病気です。高齢（アメリカの学会では75歳）になったら検診しなくても寿命は変わらないといわれていますが、日本では40歳以上、アメリカでは50〜75歳の方に対して大腸がん検診が推奨されています。日本では大腸がん検診の受診率が低く、2019年のデータでは、大腸がん検診の受診率（40〜69歳）は男性で44・5％、女性は38・5％にとどまっているのです。

これと対照的なのがアメリカで、2000年に38・2％だった大腸がん検診の受診率が2018年には66・8％に上昇しています。その結果、大腸がん患者の死亡率も低下しています。2020年のアメリカ対がん協会の推計データによると、大腸がんによる死亡者は5万3200人。日本とほぼ同じ数字ですが、人口比は約2・6倍なので、日本の方が大腸がんの死亡率が2倍以上高いということになります。

アメリカでは大腸がんの死亡率は低下傾向にあり、日本では逆にこの20年で1・5倍に増えている。このことからも大腸がん検診による早期発見が、死亡リスクを下げる大きな要因であることがわかります。

「大腸がんが増えているのは食の欧米化や、マクドナルドが原因ではないか?」と犯人探しをする患者さんに出会うことがありますが、アメリカでの死亡率が下がってきていることなどから、どうもそれだけが原因ではなさそうですね。

日本でも、厚労省ががん検診受診率50%達成に向けたキャンペーンなどを行っていますが、思ったようには増加していないのが現実です。

大腸がん検診に限らず、がん検診全体を見ても海外と比べて日本の受診率は低くなっています。その理由のひとつは、医療へのアクセスしやすさの差だと思われます。日本は国民皆保険制度があり、病院もきちんと整備されているので、ちょっとお腹が痛い程度でも病院へ行けばすぐに診てもらえます。それに比べると海外は時間的にも金銭的にも受診のハードルが高いため、なるべく「病院にかかる」状況に至らないようにする意識が強いのです。日本は医療へのアクセスがよいからこそ、本格的に具合が悪くなるまで病院に行かず、健康な人も予防にあまり興味が持てないという皮肉な状況にあるわけです。

大腸がんは痛くも痒くもない「サイレントキラー」

大腸には痛覚がないため、早期の大腸がんにはほとんど自覚症状がありません。悪化して、腸が完全に閉じるくらいまで症状が進んでしまうとお腹が苦しくて痛みも出てきますが、初期状態では痛みが出たり、体重が急激に減ったりというわかりやすいサインがありません。自覚症状が出た頃にはかなり進行していて、治療ができない状態になっている、というのが大腸がんが「サイレントキラー」と呼ばれる所以《ゆえん》です。

そこで重要になってくるのが「うんこ」です。なぜなら、大腸がんの初期症状は「うんこ」に現れるからです。

大腸がんになるとがんが大腸の中で大きくなっていくため、大腸の内腔、つまりうんこの通り道が狭くなっていきます。うんこがどんどん細くなり、通りにくくなってくると、水状の下痢便だけが通過し、少しあとに形のある便が通過するので、下痢と便秘を繰り返すことがあります。これまでは定期的な排便があり、さらに食生活の変化など思い当たることもないのに継続的に下痢と便秘を繰り返すようになった場合、大腸がんを疑ってみてもいいでしょう。

また、がんはとても弱い細胞でできているため、うんこが通過する際に細胞が壊れて少し出血することがあります。患部が肛門に近い場合、赤い血が認められるので出血に気づきやすいのですが（ここで「痔かな？」と勝手に判断してしまうのは厳禁です！）、直腸から離れた場所での出血は黒っぽく変化し、うんこに混じってしまうことが多いので、自分の目で見てもわからないことがほとんどです。

大腸がん検診で行われる便潜血検査、いわゆる検便は、この微量な血（便潜血）を検出することが目的です。

技術の進歩で内視鏡検査もバリエーション豊かに

自治体が行う対策型の大腸がん検診は一次検診で便潜血検査を行い、そこで便潜血があれば、精密検査を行うのが通常の流れです。大腸がんの罹患率は40歳を超えた頃から少しずつ高くなっていくので、40代になったら、少なくとも年一回は便潜血検査を受けるのが大腸がん死を減らす第一歩です。

便潜血が陰性だった場合は、かなりの高確率で「大腸がんではない」というデータが出ています。検便は自宅で簡単にできる検査なので、それによってまずは

「ない」ことを証明できるのです。ぜひ、面倒くさがらずに受けてほしいと思います。実際に、便潜血検査を毎年受診した場合には33％、2年に1度の受診でも13〜21％、大腸がん死亡率が減少することがわかっています。

そして、便潜血反応が陽性だった場合には、必ず精密検査を受けてください。日本ではそもそも便潜血検査を毎年受けている人が少ないうえ、そこで異常が見つかっても「内視鏡検査は怖いから」とか「痔を患っているからそのせいだろう」などと、そのままにしてしまう人が多いのです。

大腸の内視鏡検査では、一般的に肛門から内視鏡を挿入し、大腸全体の画像を見ながら詳しく腸内の状態を調べていきます。実は大腸がんのほとんどが、最初はポリープだったものが徐々に大きくなって大腸がんに移行していくタイプ。内視鏡検査中にポリープが見つかった場合は、ほとんどの場合そのまま切除できるので、早期発見という意味でも、内視鏡検査はぜひ受けてもらいたいのです。

内視鏡検査は下剤を飲まなければならなかったり、肛門からカメラを入れること自体への抵抗などがあったりして敬遠する人も多いようですが、最近では研究が進み、検査のバリエーションも増えています。

便潜血は胃がんの可能性もあるため胃カメラと同時に検査をすることもよくあります。最新の方法としては、まず麻酔をかけて胃カメラを入れ、同時に下剤を投与。胃カメラが終わって目が覚めたときには下剤が効いてくるのでトイレに行き、腸がキレイになったら続けて大腸の内視鏡検査を行うという、胃と大腸の検査を１日で終わらせる医療機関も出てきています。

また、内視鏡を使わない検査として、カプセル型のカメラを飲み、体内を通過しながら画像撮影をしたカメラを、最後は排便から回収する方法や、大腸にガスを入れて膨張させＣＴで撮影するという手法もあります。

このような技術面の進歩もあるので、自分に合った検査をしてくれる医療機関を探し、定期的に検査を受けてみてください。

大腸がんは予防できるの？

明確に予防できる因子はわかっていませんが、大腸がん発症のリスク因子はわかっています。喫煙、肥満、運動不足、不健康な食生活（野菜不足、加工肉の食べ過ぎ、ビールの飲み過ぎ）などが、大腸がん発症との関係が強いことが知られています。大腸がんに限らず体に悪いとされるものが並んでいますね。つまり「大腸がんを予防するにはこれ！」という決め手はなく、健康的な生活を送るというつまらない答えになります。大腸がん死を防ぐには、早期発見が大切です。

早期発見が大事なら毎日便潜血検査をしたり、全国民に無償で検査できるキットのようなものを配布したりすればいいのでは？　と考えられる方もいると思いますが、それは間違った考え方です。

毎日検査をすれば、確かに大腸がんを早期発見できるかもしれないのですが、それ以上に偽陽性といって、大腸がんではないのに陽性反応が出てしまうことが増え、無駄に精密検査を受けたり不安になったりする可能性が増えてしまいます。

そういうデータを統計的にすり合わせて、今のところ我が国では40歳以上は年に1回、アメリカでは50歳~75歳の方は年に1回検診を受けることが推奨されています。

新型コロナウイルス感染症のときにも同じような話がありました、とりあえず全員にコロナ検査をすると一定数無症状の感染症患者さんが出てくるのですが、これが早期発見のこともあれば、実は感染していない人を捕まえているだけのこともあるため、全員調べるスタイルは現代の検査キットの性能の限界といわれていました。

検査や検診もたくさん受ければいいかと言われると、そういうわけでもないので、適切なタイミングで適切な検査を受けることが重要です。

カンベンをもっと便利に！　未来の便器3・0

うんこは今でも肥料として畑や田んぼに撒くことがありますが、そもそも下水道ができる前は道端に普通に投げ捨てられていた時代がありました。特に中世ヨーロッパ、ヴィクトリア王朝時代には人口が増加した街の道端にうんこが溜まり、それが土に還る前に細菌が繁殖してしまっていました。コレラやペストといった感染症の大流行は、この路傍のうんこが巻き起こしたといわれています。こうした感染症予防のためには、うんこを早く捨てなければいけません。そのため排便環境を整え、さらに下水道を完備してうんこをすぐに流せるようにしていったのです。トイレの進化は、感染症との戦いでもありました。

その結果、現在、日本のほとんどの家にあるのは水洗トイレで、何なら立ち上がったら勝手に水が流れてくれる親切なシステムつきとなりました。しかし、観便するにはこのトイレの形では弊害があると、患者さんや周りの人からもよく言われます。

21世紀の今、大腸菌を介した感染症はほぼ撲滅できています。しかも高齢化社会の今、観便は健康管理のために重要な行為。そう考えると、これから必要とされるのは、もっと便が見やすい形で、さらに排便データが蓄積でき、体調がフィードバックできるような「便器3・0」とでもいう未来のトイレではないでしょうか。今後トイレは単なる排泄の場ではなく、体調管理の場になっていくかもしれません。

第2章

50歳からは便漏れに注意

50代で増える「便漏れ」はIBS（過敏性腸症候群）が原因かも？

以前『タイムマシンで戻りたい』という本を日本うんこ学会で出版しました。いろいろな人の「うんこ漏れ体験」を集めた本で、読んでいただくとわかるのですが、意外と人って漏らしているんです。かくいう私も潰瘍性大腸炎の影響で、よくお漏らしをしてきました。だからこそ身につまされてわかるのですが、うんこを漏らした話というのは誰にも言えない、つらく孤独な経験だと思います。

この本を読んでくださっている皆さんも、実は生涯で1度や2度くらいは「便漏れ」経験があるのではないでしょうか。最近では便漏れに関するのガイドラインも出てきており、中には改善可能な便漏れがあることを、ぜひ知っておいてほしいです。

特に私がこれまでうんこに関するいろいろな悩みを抱えた患者さんを見てきた中で意外に多いのが、50代になってちょっとした「便漏れ」が気になってきた、という方です。年齢的に、老化による便失禁にはまだ少し早い。加齢によって消化酵素が減ってきているせいで、若い頃には大丈夫だった脂っこいものを食べても下痢しやすくなったという可能性はありますが、特に暴飲暴食をしているわけでもないのに下痢が続く場合には、ＩＢＳ（過敏性腸症候群）という病気が隠れている可能性があります。

ＩＢＳとは、ストレスによって腸の動きが活発になってしまう疾患です。突然の腹痛や下痢、便秘を繰り返すのに、検査をしても体に異常は見つからない。そんな場合はＩＢＳを疑ってみましょう。

ＩＢＳは内臓に病気があるわけではなく、主に精神的なストレスによって起こります。トイレのない電車での旅行や、映画や観劇など長時間トイレに行きづらい場所にいられなくなるため、ＱＯＬ（生活の質）を低下させてしまいます。その結果、さらに精神的なストレスが大きくなり、症状が悪化するという負のスパイラルに陥ってしまいます。ＩＢＳはよい治療薬も出てきているので、医師に相談し、治療を受けることが大切です。

ミッドライフ・クライシスという言葉もあるように、40～50代というのは仕事上では中間管理職、家庭でも子どものことや夫婦関係、親との関わりなど、ライフワークバランスが取りにくい世代です。自分のことを優先しにくく、いろいろなストレスを抱え込みがち。その負担が体にかかり、ＩＢＳの症状として現れることがあるのです。

実際は、どの年代の人でもＩＢＳにかかる可能性があり、6人に1人は隠れＩＢＳといわれています。10代の思春期特有の悩みからＩＢＳになる患者さんもいます。50代からその数が急に増えるということではありません。ただ、50代での「便漏れ」は、精神的にも社会的にもダメージが大きいため、不安を感じて受診する方が多いのかなと思っています。

50代というのは、社会的にそれなりの地位にあり、人から頼られる立場の人も多いでしょう。そんな自分がうんこを漏らしてしまったら……。若さでは誤魔化しきれず、老化と諦めるにはまだ早い。ですから深刻に、本気で止めたい、という意識で受診する患者さんが多いです。

IBSってどんな病気？

IBSの病態、病気になる原因は今のところ完全にはわかっていません。感染症をきっかけに罹患する人などもいてきっかけはさまざまですが、多くの患者さんに共通していることは、ストレスとの相関です。

人の脳は、ストレスを感じるとホルモンがコルチゾールというストレスホルモンを放出させたり、腸でセロトニンの分泌を促したりします。セロトニンは、「幸せホルモン」とも言い、聞いたことがある方も多いのではないでしょうか。脳の興奮を抑え、心身をリラックスさせる効果があるセロトニンは、腸の動きを活発にする働きもします。

ただ、ストレスによってコルチゾールが放出され続けると、セロトニンの分泌も過剰になり、腸がセロトニンに反応しやすくなってしまいます。腸の運動が活発になり過ぎることで、下痢や便秘といった排便異常や腹痛が引き起こされます。これがＩＢＳの病態だといわれています。

たとえばサバンナにいる草食動物を想像してみてください。草かげからぬっとライオンのような影が見えたら、体がビクッと一瞬にして緊張状態となり、走り去ると思います。これが一気にコルチゾールを放出した状態です。

厄介なことに、ストレスを長期的に感じた結果、その悪影響は蓄積され、消耗してしまうといわれており、この現象を「アロスタティック負荷」と呼びます。

周囲に自分を襲ってくる肉食動物がいないかずっと気を張っている状態が続くと、セロトニンを放出する蓋のようなものがゆるゆるになってしまい、ちょっとしたことで出続けるようになってしまいます。風が吹いて草が少し動いただけで逃げ出してしまうような、過敏な草食動物を思い描いてみてください。腸がこうなってしまうと、風が吹いて桶屋が儲かるのではなく、お腹が痛くなる状態になってしまいます。

現代社会もサバンナのようなものだとすると、ライオンのような恐ろしい上司に呼ばれただけでお腹が痛くなるというのも理解できますね。

前述の通り、ＩＢＳは内臓に病気があるわけではないため、診断するためには、「除外診断」が必要となります。大腸がんや炎症性の腸疾患など他の病気がないことを、まずは証明するのです。特に50代の患者さんで、過去に大腸の病気にかかったことがあったり、家族にそうした病歴があったりする場合は、大腸内視鏡検査や大腸造影検査などを行った方がいいでしょう。がんや他の腸の病気がないことを確認し、ようやくＩＢＳの診断となります。中には下痢の原因は豆腐サラダの食べ過ぎだったという患者さんもいました。
内視鏡や血液検査、便検査などでお腹に痛みが出るような異常がなかった場合、次のような基準をもとにＩＢＳの診断を行います。

〈ＩＢＳの診断基準（ローマⅣ基準）〉

・少なくとも診断の６ヶ月以上前に症状が出現した。
・腹痛が直近３ヶ月間の中の１週間につき、少なくとも１日以上起こる。
・さらに下記の２項目以上の特徴を示す。
①排便によって症状がやわらぐ
②症状とともに排便の回数が変わる（増えたり減ったりする）
③症状とともに便の形状（外観）が変わる
（軟らかくなったり硬くなったりする）

特に「排便によって症状がやわらぐ」のは、ＩＢＳの特徴的な症状です。他の腸の病気がある場合、排便があっても腹痛がおさまったりはしません。ですから「お腹がぎゅーっと痛くなってトイレに駆け込み、うんこをしたら楽になる」という場合は、ＩＢＳである可能性が高いといえるでしょう。

ＩＢＳを悪化させる食べ物はある？

ＩＢＳにはストレスによって腸が激しく動き過ぎて下痢をする下痢型、逆にうまく便が出なくて便秘してしまう便秘型、便秘と下痢を繰り返す混合型などがあります。一般に、下痢症状は男性に、便秘症状は女性に出やすいといわれています。前章で紹介したブリストルスケールに照らしてみると、下痢症状のときはtype-6の泥状便やtype-7の水様便。便秘症状のときはtype-1のコロコロ便、

type-2の硬い便が多くなるようです。
便秘型ＩＢＳは一般的な便秘と区別することが難しいのですが、便秘解消のために食べるヨーグルトなどの食材が、逆に症状を悪化させてしまったという患者さん（第1章）に会ったこともあるので注意が必要です。

〈お酒〉

アルコールは消化管の運動を低下させたり、腸での炭水化物やタンパク、水分の吸収力を低下させたりすることで排便異常が起こるといわれています。特にＩＢＳの方は一般の方に比べて飲酒後に消化器症状が悪化したという研究があります。

〈スパイス〉

激辛料理はお腹をゆるくするイメージがあるのではないでしょうか。唐辛子には消化管運動亢進作用があり、ＩＢＳ患者においてはそれが過度に働きすぎ、症状を引き起こしてしまうといわれています。他にも、スパイス類は消化管運動を亢進し、ＩＢＳ患者の腹痛を増強する可能性があるといわれています。

小腸内で分解・吸収されにくい糖類（短鎖炭水化物）のことを「ＦＯＤＭＡＰ」といいます。Fermentable（発酵性）、Oligosaccharides（オリゴ糖）、Disaccharides（二糖類）、Monosaccharides（単糖類）、Polyols（ポリオール）の頭文字をとったもので、小腸で吸収されなかったＦＯＤＭＡＰは、そのまま大腸へたどりつき、腸内細菌によって発酵してガスを発生させます。

大腸でガスを発生させ、お腹を張りやすくする食べ物のことを「高ＦＯＤＭＡＰ食」といいます。最近の研究では、高ＦＯＤＭＡＰ食の大量摂取は、ＩＢＳの症状を悪化させる可能性があり、反対に低ＦＯＤＭＡＰ食は、ＩＢＳ症状の改善につながるともいわれています。ただし前述のローマ分類（消化器疾患の国際分類）を発表した研究組織では、まだまだ研究の余地があるため、過剰に気にしないようにしましょうともいっています。左にリストを記載しますが、この中に自分に合わないものがあるかもしれないくらいに思ってもらえればと思います。完全に守ろうと思うと食べるものがなくなってしまい、それはそれで不自由です。これを避けたところで治るわけではないので、調子が悪くなったら困る、たとえば大事な受験の直前だけ一部制限するという程度に考えておきましょう。

代表的な高ＦＯＤＭＡＰ食と低ＦＯＤＭＡＰ食は次のようなものです。

〈高ＦＯＤＭＡＰ食〉

タマネギ、ゴボウ、アスパラガス、カリフラワー、そら豆、全粒粉パン、ライ麦パン、パスタ、シリアル、牛乳、ヨーグルト、蜂蜜、加工肉、カシューナッツ、ピスタチオ、リンゴ、ドライフルーツ、プラムなど

〈低FODMAP食〉

にんじん、じゃがいも、かぼちゃ、きゅうり、ほうれん草、茄子、トマト、米、そば、オートミール、タピオカ、バター、モッツァレラチーズ、カマンベールチーズ、肉類、魚介類、卵、豆腐、マカダミアナッツ、アーモンド、メープルシロップ、キウイ、バナナ、オレンジなど

これをみるとわかるように、ヨーグルトと蜂蜜は高ＦＯＤＭＡＰ食。便秘によかれと思ってヨーグルトをたくさん食べたり、いろいろな種類の蜂蜜を試したりしたら、便通がよくなるどころか、むしろお腹が張って便秘が悪化してしまった。そんな人は、便秘型ＩＢＳかもしれません。

ちなみに乳酸菌は慢性便秘症への効果はある程度証明されていますが、潰瘍性大腸炎にはよくありません。「腸活」ブームともいわれていますが、「腸の病気全てに効く」とか、「万病に効果がある」いう意味ではないのでくれぐれもご注意を！

IBSの治療法は？

ＩＢＳの治療は、まず生活習慣の改善から始めます。食生活や睡眠習慣を見直し、ストレスがかかる環境から離れてみるなど、コルチゾールの過剰分泌を抑えることが大切です。とはいえ、それが簡単にできれば苦労はありませんし、仮に生活習慣を改善しても症状がよくならない場合もあります。その際には、下痢型の場合、腸から出るセロトニンの量を減らす薬（ラモセトロン）、便秘型の場合には腸からの水分量を調整してくれる薬（リナクロチド、ルビプラストン）を中心に薬剤治療を開始します。さらに、便を固める効果のある薬（ポリカルボフィルカルシウム）や漢方薬（桂枝加芍薬湯《けいしかしゃくやくとう》など）、整腸剤など効果が証明されている薬を使っていきます。さらに、それでも効果が出ない場合は、大元のコルチゾールとセロトニンのバランスを整えるＳＳＲＩと呼ばれる薬（抗鬱薬の一種）などを使っていきます。

ちなみに、テレビCMなどでもよくみる市販の下痢止め薬は、ロペラミドという便の水分をとる薬と、ブチルスコポラミンという腸の動きを止める薬の合剤です。こうした薬は即効性があり短期的にどうしても下痢を起こしたくない日にはおすすめしますが、ずっと飲み続けていると逆にお腹の張りが強くなるなど、腸の調子が悪くなってしまうので、常用はおすすめしません。

とはいえ、緊張してストレスを感じるけれど絶対に「便漏れ」できない局面というものもあります。たとえば重要なプレゼンがあるときや、受験当日など、どうしてもその場で失敗できないときには使うようにと、私も患者さんにお伝えしています。

ちなみに、細菌性胃腸炎などが原因の下痢は、止めてしまうと逆に細菌が体から出ていかずに悪化してしまいます。生物《なまもの》を食べて数日後に急に起きる感染症による下痢は、脱水症にならないよう十分水分を摂りながら、下痢は止めずに細菌を流してしまいましょう。

便漏れに対して50代からできること

もちろん、便漏れの原因はＩＢＳだけではありません。たとえば出産経験のある40～50代の女性で便漏れに悩む方もいます。これは分娩時に肛門の筋肉が受けたダメージが、後々現れてくるためといわれています。また男性の場合は、痔の手術など、直腸やお尻に手術経験のある人が、同じような状態になりやすいですね。

肛門の筋肉には、外肛門括約筋と内肛門括約筋があります。外肛門括約筋は自分で締めることができますが、内肛門括約筋は自律神経が支配しているため、自力で動かすことはできません。内肛門括約筋は、普段は意識しなくても締まっているのですが、便が肛門の近くまで下りてくると自然にゆるみます。このとき体が便意を感じるため、外肛門括約筋を締めて排便のタイミングを自分でコントロールできるのです。

ですから出産や手術などで、この肛門括約筋が傷ついていると便漏れが起こりやすくなります。また、内肛門括約筋の機能が加齢などで低下してくると、外肛門括約筋の力だけでは耐えきれず、やはり便漏れが起こってしまうのです。

それならば肛門の筋肉を鍛えればいいのでは？　と思いますよね。しかし、70代、80代くらいになると全身の筋力が弱ってくるため、外肛門括約筋のゆるみが原因の便漏れも起こってきますが、50代の便漏れの原因は、主に内肛門括約筋の筋力低下といわれています。前述のように内肛門括約筋は自分でコントロールができないため、意識して筋力を鍛えることはできません。

昔の私のように人工肛門を使っていると、使わない内肛門括約筋の筋力は著しく落ちてしまいます。そういう場合、直腸に風船を入れ、少しずつ膨らませて内肛門括約筋の働きを戻していくというリハビリがあります。私自身も人工肛門を閉じて、もう一度自分の肛門へつなぎ直したときに体験しました。しかしこれはかなり本格的なリハビリで、日常ひとりでできることではありません。逆に言えば内肛門括約筋というのはそれくらいしないと鍛えられないということです。

一方、外肛門括約筋は、尿漏れに効果があるとされる骨盤底筋体操で、ある程度は鍛えられるとされています。とはいえ、年齢を重ねればどうしても機能低下が進んでしまうもの。出産などやむをえない状況以外では、なるべく外肛門括約筋を傷つけないよう、若いうちから気をつけておくことも大切です。

たとえば痔は肛門周辺の鬱血や刺激を減らすなど、日常生活上で気をつけることが予防にかなり有効です。今のうちから、なるべく痔にならないような生活習慣を身につけ、痔の手術を回避しましょう。

また、一時期、浣腸で便を出し切って、お腹の中をキレイにしよう！といった便秘解消法やダイエット法が流行ったことがありました。しかし浣腸を繰り返すと内肛門括約筋が刺激によってゆるんでしまい、晩年の便漏れリスクにつながっていくので、おすすめしません。

便漏れは当たり前の社会を目指して

ここまで、便漏れにつながる病気の治療や予防方法について説明してきました。けれど私は「便漏れ？ そんなの当たり前！」という社会になっていけばいいと思いますし、この本を書いているのもそれを目指してのことです。

日本大腸肛門病学会が出している「便失禁診療ガイドライン」において、便失禁はこう定義されています。

「無意識または自分の意思に反して肛門から便がもれる症状」を便失禁と定義する

また、

本邦における便失禁の疫学的研究は少ないが，65歳以上の男女１４０５名を対象にした訪問面接調査によると月１回未満の発症まで含めた便失禁の有症率は男性８・７％，女性６・６％と報告されている。

とも書かれています。

このように便失禁（便漏れ）というのは、学会がきちんと定義をしている症状で、決して珍しいことではありません。そして、人間は誰でも加齢によって筋力が衰え、便漏れが起こりえます。ですから、「便漏れ」に、必要以上にショックを受ける必要はないのです。周りの人も、「いつ自分がそうなってもおかしくない」と考え、見守ってほしいと思います。

とはいえ、あまりにも頻繁に起こり、体調に違和感を覚えたら、自分で判断せず医師に診てもらうことが大切です。

50代になったら、腸のことをなんでも相談できる「腸かかりつけ医」を持って、「腸子《ちょうし》（調子）」を整えていきたいものです。

IBS以外にもある、意外な下痢の理由

牛乳を飲むとお腹がゴロゴロしたり、下痢をしたりしてしまう体質の人がいます。これは「乳糖不耐性」といい、乳製品に多く含まれるラクトースという成分をうまく消化・吸収できない体質で、日本人にはもともと多いといわれています。

ラクトースを体内で分解する酵素を「ラクターゼ」といい、その分泌量は年をとるにつれて減っていきます。若い頃はまったくなんともなかったのに、年をとってから牛乳でお腹を下すようになってしまうこともあるのです。他にも年々、油物に弱くなったり、小麦に弱くなったりする人もいますが、これもやはり加齢とともに消化酵素が減ってきたから。若い頃は食べていても大丈夫だった経験から、こうした原因には気づき

にくいのですが、年をとるとそれまでなんともなかった食べ物が原因で下痢が起きやすくなることもある、と認識しておくといいでしょう。

第3章

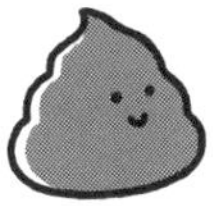

60歳からは
誰かの
うんこを見る

日本の人口ピラミッドはすでに崩壊している

「2025年問題」という言葉を聞いたことがあるでしょうか? 現在の日本では少子高齢化が進行し、人口ピラミッドと呼ばれる構造がもはやピラミッドではなくなってきていることは、すでに周知の事実です。そして、いわゆる団塊の世代は2025年前後に75歳を迎えます。人は75歳くらいになると病気も増え、介護状態になる方も増えるため、人口のボリュームゾーンである団塊の世代層が75歳を迎える2025年に、医療・介護の需要が爆発的に増えるだろうと推測される。これが2025年問題です。

このように超高齢化社会の到来により社会保障費が急増する一方で、15~64歳の生産年齢人口は先細っていきます。1990年には75歳以上の高齢者1人を若者5人で支えていればよかったのに比べ、2025年頃には2人以下で1人を支えなければなりません。

団塊の世代の子どもたち、俗に言う団塊ジュニア世代もボリューム層ですから、彼らが75歳を迎える2060年前後のグラフまで見ていくと、さらに事態が深刻であることがわかります。

団塊ジュニア世代はそのジュニアをあまりつくりませんでした。2022年には出生数がついに80万人割れ。国立社会保障・人口問題研究所による推計では80万人を切るのは2033年とされていたので、想定を10年以上、上回るスピードで少子化が進んだということです。これにより日本国民全体が減少し、2060年には、2025年と生産年齢人口と高齢者の比率は変わらないまま、全人口は7000万人程度まで減少すると予測されています。基本的にGNP（国民総生産）は人口に比例するものなので、おそらく現在よりももっと貧しい国になった状態で、現在と同じような人口構造を支えなければいけないのです。

　この人口構造の変化が、地域ごとに時間差で起きつつあるということも、深刻な問題のひとつです。たとえば私が以前住んでいた高知県はすでに高齢化率がピークを迎え、いまや人口減少フェーズに突入しています。一方で東京や大都市圏ではまだ高齢化率がそこまで高くなく、人口も増え続けているのです。団塊の世代はその多くが大都市圏に住んでいるため、２０２５年に起きる高齢者の急増は、大都市圏に集中することが予想されています。

　日本は国民皆保険制度を導入しており、全国どこでも同じ医療が受けられるシステムが、世界的に見ても稀なほどうまくいっている国です。しかし、前述のように人口ピラミッドが崩れ、また過疎化の進んだ地方と大都市圏のように、地域によって条件に差がある中で、従来通りの医療提供体制を構築しようと思うと、将来的にいろいろと無理が出てくることは明らかです。

大高齢化時代は、イコール大介護時代

一方、医療の進歩によって、急性期疾患で亡くなる人の数は、近年かなり減っています。たとえば昔はコレラのような感染症で大勢の人が亡くなっていました。コレラの直接的な死因は下痢や嘔吐による脱水症状。昔は点滴が間に合わず、ひどい下痢から脱水症状に至り、亡くなっていたのです。けれど医療機関が整った今は、すぐに病院に搬送して点滴などの適切な処置を行うことで脱水症状を抑えられ、死亡率は激減しました。

昭和の日本は各地域に病院をどんどんつくり、それらは急性期医療の拠点として発展してきました。その結果、感染症などの急性期疾患による死亡者数は減り、現在の日本人の死因の多くが心筋梗塞、老化に伴う肺炎、老衰など、基本的に体の老化に伴うものになっているというのは第1章でもお話しした通りです。

そこで将来的に何が起こるかといえば「要介護者の急増」です。

2025年に団塊の世代が一気に75歳を超えると、それ以降は年を重ねるごとに体は老化し、彼らの多くは要介護者になっていくでしょう。そして、現在のままの医療制度では、その要介護者の増加に対応できないことも目に見えています。

コロナ禍を経験した医療関係者は、それによって5年ほど先の未来が見えたと考えています。それは医療・介護が必要な患者数が激増することで、急性期病院だけでは対応しきれずに医療がパンクする未来です。

日本で人が死亡する場所は1975年の時点で、自宅で亡くなる方と医療機関で亡くなる方がほぼ同じくらいでした。それが次第に自宅での看取りが減り、医療機関での看取りが増加していって、2000年には自宅と医療機関が1対4ほどの割合になっています。

2000年代以降になると、死亡者数の増加に対して、医療機関や介護施設で死亡する人の数の割合はほぼ横ばいになります。考えてみればそれも当然で、急激に病院や介護施設の数を増やすことは難しいため、医療機関や介護施設で看取れる数は変わらないのです。

このような現状をふまえると、将来的には「在宅医療」、そして「自宅での看取り」が増えていかざるを得ないことが理解できるでしょう。

日本がこれから迎える空前の大高齢化時代は、イコール「大介護時代」でもあるのです。それは、介護をする人が当たり前のように身の回りに存在している世界です。特に団塊ジュニア以降の世代は、自分自身も「介護をする側」として、その世界を生きていかなければいけないでしょう。

40、50代が「自分のうんこを見る」世代だとしたら、60代からは「人のうんこを見る」世代になっていくのです。

地域包括ケアで「治す医療から支える医療」へ

近い将来、病院中心の医療では患者が溢れてしまう。さらに過疎などの条件によって、これまで通りに全国一律の値段設定で、同じレベルの医療を提供し続けることが困難になる地域が出てくることも予想されます。そうした未来を見据え、現在、厚生労働省が構築しようとしているのが「地域包括ケアシステム」です。

全国各地に建てられて地域の医療拠点となってきた急性期病院では、急性期疾患が減少した代わりに、いわゆる老化が原因で要介護となった高齢の患者さんたちを看取っていました。しかし近年の要介護者の増加に伴い、そうした患者さんを全て病院で看取ろうとすると、ベッドが足りない状態になってしまったのです。

20年ほど前までは、たとえば認知症患者さんの徘徊に困った家族がとりあえず入院させちゃう、というようなことも普通にありました。しかし、今後は認知症と基礎疾患くらいしかない方を病院で看る余裕はなくなっていきます。むしろそのような高齢者が自宅や周辺の町で当たり前に生活できるようにならないと、社会が回らなくなってくるでしょう。

そもそも、そういった患者さんの人数と病院の数やその中の医療者数などのバランスは、地域ごとに大きく違います。それに対応して医療のあり方を変えていこうということで、まずスタートしたのが、「地域医療構想」という施策です。

これは前述の通り、人口構造の変化が地域差で起きている状況や、地域ごとにあるリソースの違いなどもふまえ、社会保障費がこれ以上増大できない状況で、いかに効率的に医療資源を再分配できるかを意図して構築された構想です。

たとえばがんの手術や、脳梗塞や心筋梗塞といった急性期医療を担うためには、いつでもいろんな疾患に対応するため、ある程度の医師やスタッフ、設備が必要です。現状では地域の病院という拠点を残すため、夜間診療を行う救急病院であるのにもかかわらず5人の医師で24時間を回している、というようなところもあります。そのくらいの人数では、医師は労働基準法を無視して毎日長時間労働することになり、労働環境としてはかなりきついものです。だからと言って今ある全ての病院に医師を増やそうとすれば、莫大な財源が必要になります。

ですから、全ての病院に医師を増やすよりも、「○○がんの手術はこの病院」といったように、疾患ごとに集約することが検討されています。たとえば、大腸がんの場合、発見から手術まで1ヶ月程のタイムラグがあっても、そこまで治療結果に影響はありません。我が町にがん治療ができる病院がなくなっても、隣町にがん治療ができる病院があれば大きな問題はないと言えます。疲弊した医師が手術をしている我が町の病院より、スタッフも実績も豊富な隣町の病院で手術した方が安心しませんか？

地域内に医師が10人の同じような病院を5つつくるのではなく、思い切って医師が30人の病院を1つつくって手術などに対応し、10人の病院を2つつくって普段の診察をする。そのように地域ごとに医療のあり方を変えていく方針が取られ始めています。

日本は2025年から未曾有の超高齢化社会に突入していきます。そこで今までの急性期医療中心ではパンクする、という話をこれまでしてきましたが、まだ仮定の話でしかありません。なぜなら日本は高齢化社会の世界最先端を突き進んでいるからです。どうやって解決するか、まだどこにも答えがない状態の中を模索しているのです。

合わせて治療方針に関しても、今は「治す医療から支える医療へ」と変わってきています。これまでは急性期の患者はもちろん、たとえば高齢のがん患者なども病院に来た人は治療をして治そうという方針をとってきましたが、最近は相手によっては病気と並走する、支える医療へと変わってきているのです。

人間は年齢を重ねるとどこかしら体にガタがきます。昔だったら寿命を取られるような疾患でも、大きな障害を残しながらも生き続けることができるようになりました。大事なことは病気や障害がありながらも、最期まで自分らしく生き続けることができること。病気や障害があるとどうしても、「病気があるから」と自分の可能性に蓋をしてしまいますが、病気と共存しながら自分らしく生きていくための支援ができる医師でありたいと思っています。

他人のうんこ、親のうんこ

私自身も、地域医療のこれからには「治す」ではなく「支える」が大切なのだ、ということに思い至り、在宅医療（訪問診療）を主とする「おうちの診療所」を開業しました。

在宅医療の現場でも、うんこの話はよく出ます。多いのはやはり、親のお通じを見なければいけないのがつらい、というご家族です。ある患者さんのご家族で介護士をされている方がいたのですが、その人に話を聞いてみても、「他人の便はなんともないんだけど、自分の親の便はきついです」とおっしゃっていました。

自分の子どものうんこはそれほど嫌じゃないのに、親のうんこは嫌という感覚も、不思議といえば不思議です。私自身子どもがいて、オムツを交換することには何の抵抗もありません。しかし、もし今母親のオムツを交換しろと言われたら、なかなか難しいと思います。親子関係はそれまでの長い時間の積み重ねで築かれているので、その関係性にもよるのかもしれませんね。また、ずっと頼りにしてきた親の衰えを見るのがつらいという側面もあるでしょう。

介護の現場に行くと便失禁・尿失禁は日常茶飯事です。介護の仕事ではうんこと向き合わざるを得ません。身体的な衰えから思ったように排便や排尿のコントロールができなかったり、自力でトイレに行けないため間に合わなかったりするなど理由はさまざまですが、漏らしたくないけど漏らしてしまうというのは仕方がないことです。

もし皆さんが自宅でご両親を介護するような場合にも、便の問題は必ずついて回ります。ご両親との関係性が良好で、オムツを替えることもいとわないという方でも忘れてはいけないのは、介護される側の気持ちです。身体的な衰えで思ったようにトイレに行けず、失禁してしまうことがあっても、精神的には不自由なく動けていた頃と変わらない方も多い。うんこのお世話はする側だけでなく、世話をされる側にとっても、かなりつらいことなのです。

この問題がどうしても受け入れられず、自宅での介護を諦めて施設に入所される方もいらっしゃいます。けれどそもそも本人が、誰かに排泄ケアをしてもらうこと自体を受け入れられていない場合、入所後も問題は続きます。

結局、必要なのは、世話する側もされる側も「うんこを漏らす」ことを当たり前として受け入れることではないでしょうか。家族にしてもらうならお金を払ってでも他人に世話してもらった方がいいという人もいれば、他人にはしてもらいたくないけれど家族なら気にならないという人もいます。どちらにしても、便のお世話をする・されることを日常にするためには、それによって互いの関係性が崩れないという安心感が必要です。そこで互いの信頼感をはばむ「うんこの壁」

を乗り越えるためには、早めに「うんこを見ること」「うんこを見られること」に慣れておくことが大切なのかもしれません。

うんこをタブー視するのは、そろそろやめよう

コレラやペストといった感染症で人が大勢亡くなっていた時代は、うんこは病気の原因となる危険な存在でした。そこで「うんこは汚いものである」と教育され、排泄後はすぐ下水道に流して手を洗うことが徹底されてきたのです。その結果、うんこは汚いものとしてタブー視されるようになっていきました。

しかし、現在のように感染症に対する医療体制が整った状態で、きちんと管理されていればうんこは危険なものではないのです。

以前、「トイレでスマホをいじると汚くて危ないのか？」という取材を受けたことがあるのですが、結論としては基本的に危なくはありません。

もちろんうんこから飛び出す菌がスマホにつくことがあるかもしれませんが、菌の多くは、皆さんが普段触っている机やＰＣにも大量についています。世の中には常在菌と呼ばれる菌がたくさん存在していて、この世は思った以上に細菌だらけなのです。

ＴＶドラマ等で白血病の患者さんが無菌ルームといわれる部屋に入っているところを見たことがある方もいると思いますが、常在菌によって感染が起こるほど体が弱っている場合はそうしないと防げません。ちょっと洗ったり消毒したりする程度では、菌はすぐに増殖し元通りになるのです。超高齢になると常在菌によって肺炎や尿路感染症を起こすこともありますが、自宅を無菌ルームにすることは現実的ではありませんし、それはもう体がこの世界に対応できなくなってきている、天寿が近いことを示すサインなのだと思います。

もちろん、明らかに感染症を持った患者さんのうんこの場合は別です。たとえば冬場のひどい下痢はノロウイルスに感染している可能性があります。こうしたウイルスは糞便の中に入って感染していくため、トイレをしっかり消毒洗浄し、手洗いも徹底する必要があります。トイレを流すときには周りにウイルスを撒き散らさないために蓋をしましょう。さらにノロウイルスはアルコール消毒では死なないため、感染している方がトイレでうんこをしたあとは、ハイターのような次亜塩素酸ナトリウムを用いてトイレをしっかり洗う必要があります。

自宅では十分な対応ができると思いますが、公衆トイレなどではどこにどのような菌がついているのかわからないので、素早くトイレを済まして、よく手を洗って出ましょうね（お腹がゆるくてトイレが近い経験を持つ私としては、公衆トイレで用が終わったあとはスマホをいじったりせず、待っている人のためにすぐに出てあげてほしいです）。

こうした例外はありますが、基本的にうんこはそれほど忌避するべき存在ではありません。私たちは、そのことをもっと意識すべきではないかと思います。なぜなら、大高齢化、大介護時代を迎えようとしている私たちにとって、今後、うんこは「見て、触らなければいけないもの」に変わっていくからです。

介護を始めた人が最初にショックを受けるのは、排便処理によるものだといいます。一方で、前述の通り、多くの人がうんこを見なければいけない時代が到来しようとしています。私たちはそろそろ「うんこは汚く触れてはいけないものである」という認識を、変えなければいけない時期を迎えているのではないでしょうか。

60代になったら、誰かのうんこを見に行こう

大介護時代を迎え、これからの社会は誰もが「ケアする側」に回らなければ立ち行かなくなっていくでしょう。徘徊する認知症患者を介護施設に閉じ込めたり、便失禁を白い目で見るのではなく、「それって当たり前だよね」と受け入れられるようになっていかないと、おそらく日本社会は回っていかなくなります。前章

でも書きましたが、そのためにはうんこをタブー視せず、「便漏れは当たり前」の社会になっていくこと。「うんこを見ない」社会から、「うんこを見る」社会へと移行していく必要があるのです。

誰もがケアする側に、と言いましたが、現状では特に家庭で親世代を「ケアをする立場」にいるのは圧倒的に女性が多いでしょう。しかし、これからは男性もケアを担うようになっていく必要があります。それは、誰もがケアをする側にならなければ社会が回らなくなるから、という理由だけではありません。社会的な役割を失わないため、という側面もあるのです。

60代になると身体機能は誰でも落ちてきます。心筋梗塞・脳梗塞などの血管の加齢に伴う病気や、がんのような細胞の加齢に伴う疾患など、あらゆる病気が出現してくる時期でもありますし、病気とは無縁な方も、若い頃と比べて身体機能は明らかに落ちていく。一方、精神的には成熟度が上がっていくため、気持ち的には落ち着いて、周りのことがよく見える状態になっていきます。

生活モデルと医学モデル

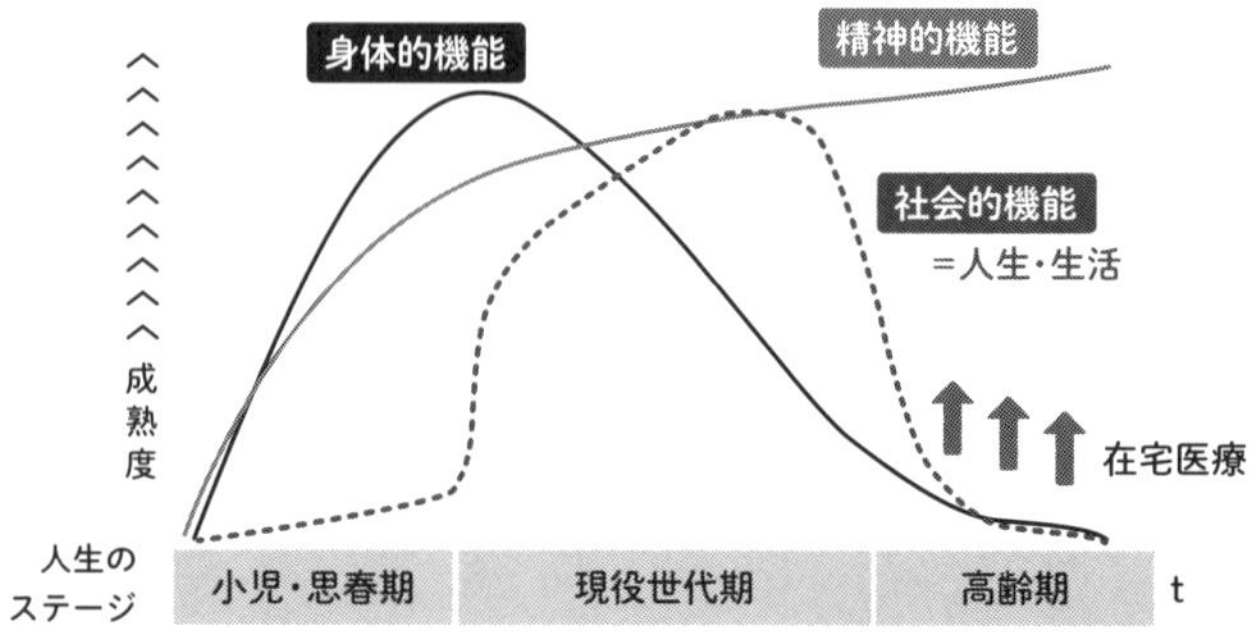

（佐々木淳先生資料を参考に作成）

そんな時期に定年を迎えると、それまで仕事ばかりをしてきた人は、一気に社会的役割を失ってしまいます。そうなったときに、これまでの自分を俯瞰してみて、「ああ、自分がいろんな人から必要とされて、部下が慕ってくれたのは部長や課長といった会社内での立場があったからだったんだな」と気づく人も多いようです。自分自身が好かれていたわけじゃなくて、立場があったからだと。そうすると、立場や肩書きなしでどう人と接していいかわからなくなり、急に認知症が進んだり、引きこもりがちになったりしてしまうことがあるのです。

活力がある男性は、新しいつながりを探しに行ったりもしますし、そこで誰かの役に立つこと、社会的な貢献をすることが自分には大事だと思い至って、介護をする側に立ってみたり、ボランティアを始めたりします。そういう人はやっぱり元気です。反対にそういう方向へはいかず、引きこもってしまう人は、ますます社会とのつながりがなくなってしまいます。

社会的役割を失ってしまったときに、どう立ち回るかというのは、60代以降の大切な課題です。そこで介護に関わってみるというのは、自分にとっても社会にとっても有意義なアクションになることでしょう。だから60代からは「誰かのうんこを見に行こう！」。

第4章

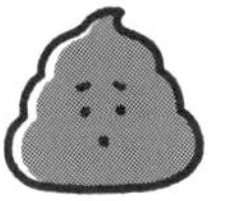

70歳からは便秘に用心する

70代からは男性もほぼ全員便秘になると思っておこう

70代を迎えると、誰でも腸を含む体の機能が落ち始め、便が出にくい方向へ変わっていきます。年をとると歩く速度がだんだん遅くなるのと同じように、腸の動きも遅くなるのです。さらに、大腸の水分調整機能も少しずつ弱ってきて、便がカチカチになったりもします。そのため、高齢者の多くは便秘になってしまうのです。慢性便秘症は60代頃までは女性に多いのですが、70代になってくると男性でも便秘になる方が増えてきます。

ところで、皆さんは便秘でしょうか？ 便秘の定義はいろいろありますが、頻度だけで言えば国際的な診断基準であるローマⅣで「排便回数が週に3回未満」

の場合とされています。１週間にお通じが２回以下の場合は便秘症、ということですね。平均して３日に１回出ていればいいというのは、意外と周期が長いと思いませんか？　診察時に患者さんから「私、１日おきにしか出ないんですけど便秘でしょうか？」と聞かれることがあるのですが、この基準に照らせば便秘症には当てはまらないことになります。「毎日出ないと便秘」と思っている方は多いようですが、毎日出なくても大丈夫です。

しかし、平成26年の患者調査では20・３万人の方が便秘症と診断されています。これは病院に来た人の統計です。便秘だけで病院に来る人というのはまだ少ないので、潜在的にはもっと多くの方が便秘で悩んでいるのではないかと思います。

また、便秘というのは便通の頻度だけが着目されやすいのですが、「毎回出ている便が硬い」という場合も、便秘と定義されています。「便秘ですか？」と聞いて、「いえ、毎日出ています」と答えた方でも、よくよく聞いてみるとそれが親指の先くらいの硬い便が少量出ているだけだったりして、その場合もやはり便秘と診断されるのです。同様に、排便時にすごく力を入れないと出なかったり、排便後もすっきりしない残便感があったりする場合なども便秘と定義されています。

ですから、スムーズでしっかりした便が出ているのなら、回数が週に3回くらいでも便秘を心配しなくても大丈夫です。便秘というのは排便頻度だけでなく、排便の質も関係することを覚えておいてください。

便秘のパターンは2種類

便秘の原因は大きく①「水分が足りなくてうんこが硬いパターン」と②「腸の動きが悪くてうんこが出ていかないパターン」の2つに分られます。

そのため便秘の解消法も、基本はこのどちらかを解消するものになります。慢性便秘症の場合、うんこを軟らかくするためには、水分や食物繊維、乳酸菌飲料などを摂ることが推奨されていますね。一方、腸の動きをよくするには血流をよくする必要があります。ウォーキングや軽い体操が便秘に有効なのはこれが理由です。ですから、まずは自分の便秘がどちらのタイプなのかを理解することが大切です。

とはいえ、これらの原因が実は重複していて、「腸の動きが悪いからうんこが硬くなる」という場合もあります。ここではわかりやすく2パターンに分けていますが、①の対策をがんばっているけれど効果が出ない場合は、②の対策もしてみるといいでしょう。

ひとつ注意していただきたいのは、「便秘解消には水分さえたくさん摂っておけばよい」という言説です。これはよくいわれていますが、必ずしもそうではないということです。口から摂取した水分は、ほとんどが小腸で吸収されておしっこになってしまい、意外と大腸まで届かなかったりするのです。

大腸は消化機能の最後の器官。水分や栄養などを一気に吸い上げる作業は小腸でやっていて、そのあとの最後の調整をするのが大腸の仕事です。私はよく「うんこの絶妙な形成をするのが大腸の仕事」と言うのですが、大腸に届いた最後の水分1ℓを0・1～0・2ℓにするのがベストの状態です。水分が0・4ℓほどになってしまうと下痢になり、少ないとカチカチのうんこになってしまう。大腸の仕事は、そういう絶妙で繊細な作業なのです。ですから、たっぷり水を飲んでも便秘が改善されず、おしっこが増えただけだなと思ったら、違うアプローチもしてみた方がいいですね。

また、この2つの原因とは別に、大腸に何らかの物理的な異常があって、うんこが詰まっているパターンもあります。代表的なのが、大腸がんが進行して腸の内腔、つまり通り道が狭くなってうんこが詰まり気味になるケースです。他にも、お腹の手術をしたことがある方は、「癒着」といって腸と腹膜、腸と腸がくっついて便の通り道が狭くなる可能性があります。これは物理的に問題がある状態なので、普通の便秘対策をしても状況が改善されません。痛みや出血などの症状が出た場合は、きちんと病院で検査をして、適切な処置をすることが必要です。

若者の便秘と高齢者の便秘の違い

同じ便秘といっても、40～50代の人の便秘と70代以上の人の便秘は、少し原因が違ってきます。人間は高齢になればなるほど、水分摂取量や食事量は自然と減ってきますし、体全体の動きも悪くなるので、いわば自然な流れで便秘になっていきます。若い世代の便秘は、2章でお話しした通り、過敏性腸症候群（IBS）が原因の場合も多いのです。

IBSの症状には、大きく分けると下痢型と便秘型の2種類があるというお話をしました。IBSは基本的に下痢型の症状が多く、さらに日常生活上の不都合もそちらの方が大きいので、便秘型は見過ごされがちです。40～50代くらいまでの人で、便秘解消のためにいろいろがんばってみてもなかなか便が出ず、お腹が張っている感じだけがずっと残っているという場合は、実は便秘型のＩＢＳかもしれません。

実際、「便秘が続くのでヨーグルトや発酵食品をたくさん食べているんだけど、逆にお腹が張って気持ち悪い」という方もいます。前述の通り、ヨーグルトなどは便秘型ＩＢＳにとっては逆効果となる食べ物です。便秘型ＩＢＳだと気づかず慢性便秘症の対策をしてしまうと、逆に便秘を悪化させてしまうこともあるのです。40〜50代で便秘治療がなかなか効かない場合は、実は物理的な異常や便秘型ＩＢＳのような別の病気が隠れていることがあることを覚えておいてください。このように、若者と高齢者の便秘はやはり少し違うもの、と考えておいた方がいいですね。

ちなみに補足しておくと、高齢者になると下痢しなくなるというわけでもありません。年齢を重ねると牛乳（乳糖）でお腹を下すようになる話をしましたが、同じように体内の分解酵素が減っていって、これまで大丈夫だった食べ物、たとえば脂っこいものを食べると下痢をするようになってしまう人もいます。とはいえ、ずっとゆるめの便が続いて困っている人は少数派で、多くの人は年を取ればを取るほど便秘気味になっていくものです。

便秘の種類による薬の選び方

2種類の便秘に対応するように、便秘薬にも大きく①「うんこを軟らかくする薬」と②「腸の動きをよくする薬」の2タイプがあります。

便秘を解消する薬剤のうち、①を緩下剤、②を大腸刺激性下剤と言います。①は酸化マグネシウムなどを含む薬剤で、便の水分量を高める働きがあり、②は腸を刺激して蠕動《ぜんどう》を促進する働きをします。

最近、医療界で問題になっているのが、刺激性下剤を常用してしまう患者さんが増えているということです。たとえば、簡単に手に入る市販薬のコーラックは、刺激性下剤に分類される薬剤。便秘に効くとされているセンナ茶というお茶には、刺激性下剤の成分が入っています。ですから飲むとすっきり便が出て、便秘が治ったような気がするのですが、それはあくまでも下剤の力で、自分の大腸の力が高まって出ているわけではありません。また、腸に刺激を与えて動かすわけですから、使い続けると耐性ができて効かなくなっていきます。さらに刺激性下剤は無理に蠕動運動を起こさせるため、大腸がダメージを受けて弛緩し、より便秘が悪化したり、腹痛が出てしまったりすることもあるのです。こうした作用をわかった上で、たまに使う分にはいいのですが、便秘だからといって使い続けるのは基本的にNGです。特に高齢者で、根本的に腸が弱って便秘気味になっている人には向かない薬です。

一方の緩下剤は便を軟らかくする薬で、お通じの出をスムーズにするタイプです。これは、癖になりにくいとされているため、医療現場では、高齢になってからの慢性的な便秘に使うのは緩下剤にしましょう、といわれています。どうしても出ないときには刺激性の下剤を使うこともありますが、なるべく緩下剤だけで出せるように調整していくことが推奨されます。

加えて、高齢者の便秘の場合、食事の量が減り、食物繊維の摂取不足が原因で便秘になっていることもよくあります。まずは食物繊維の摂取量を増やす努力をしてもらいたいですが、食物繊維をたくさん摂るのは現実的に難しいこともあります。その際には緩下剤でも、刺激性下剤でもない第3の下剤を検討します。これは便のかさを増す「ポリカルボフィル」という薬で、食物繊維の摂取量が減っている場合に使います。それで効果が不十分だった場合は、加えて緩下剤を使い、さらにそれでも効かなかったら、臨時で刺激性下剤を1回だけ使う、という流れです。

ポリカルボフィルや酸化マグネシウムを使った緩下剤などは、市販はなく処方薬なので、慢性の便秘症の場合は、一度医療機関を受診して、体に合った薬を処方してもらうことをおすすめします。

便秘型ＩＢＳにも治療薬はありますが、下痢型同様、生活習慣の改善やストレスを軽減させることから始めます。薬を使って一時的に便秘が改善しても、根本的な原因がなくならない限り、結局は繰り返しになってしまうので、あくまでも薬は補助的に使いつつ、大元のストレスの原因を探していくことが大切です。

便秘予防のためにできること

①食べることで排便を促す

基本的に「食べる」と「運動する」が、便秘を予防するために大切なことです。若いうちはそれが自然にできるのですが、年をとってくると、どちらも少しずつできなくなってきます。さらに腸の動きそのものも弱ってくるので、それまでと同じように過ごしていても便秘気味になってしまうのです。

さらに女性は比較的若い頃から便秘に慣れている方が多いのですが、男性の場合、高齢になって初めて便秘で困りだす人が多く、治療ですぐ出る刺激性の薬に頼りがちになってしまいます。それは結果的によくないので、男性には「あまり薬に頼らないで」と伝えたいです。

薬に頼るだけでなく、お通じをパラメータにして、適度な運動とバランスのいい食事を続けること。結局、若い頃からきちんとそういう生活を続けて、複合的に健康でいることが、便秘の最大の予防策なのです。年を取れば取るほど運動はしんどくなってくるので、食事に気を使うことでそこを補っていきましょう。

ちなみに食物繊維には水に溶けない「不溶性」と、水に溶ける「水溶性」があります。前者は便の量を増やしてくれるもの、後者は水分を吸収して便を軟らかくしてくれるものと、それぞれ働きが違うので、便の状態によって摂取のバランスを考えましょう。発酵食品は、腸内の乳酸菌やビフィズス菌を増やしてくれますが、前述のようにIBSが原因の便秘など、逆効果になることもあります。2週間ほど続けてみて、効果の有無を判断しましょう。

次にあげる食品は、排便を促す上でおすすめの食品です。

〈便の量を増やし、形をつくる食品［食物繊維（不溶性）］〉

玄米、豆類、ゴボウ、サツマイモ、きのこ類 など

〈水分を吸収し、便を軟らかくする食品［食物繊維（水溶性）］〉

海藻類、オクラ、寒天、こんにゃく、バナナ、リンゴ など

〈腸内の乳酸菌やビフィズス菌を増やす食品［発酵食品］〉

キムチ、納豆、ヨーグルト、チーズ など

※2週間くらい継続して摂取し、効果を判定しましょう

〈腸の動きをよくして、便を出しやすくする食品〉

タマネギ、ニンニク、サツマイモ、オリーブオイルなどの油類

気をつけてほしいのは、便秘を解消したいからと特定の食品ばかり食べたりはしないことです。当たり前ですが、いろいろな食品、栄養素をバランスよく摂ることが大事です。そして食事の総量が増えれば、食物繊維不足を補うポリカルボフィルなどの薬も使わなくてよくなります。

一度栄養士に相談し、便通を整える献立の工夫を一緒に考えてみてもよいでしょう。栄養士に便の性状や量を共有できれば、効果の有無を確認し合うこともできます。

②生活習慣から便秘リスクを減らす

生活習慣の中から便秘のリスクを見つけ、そこを改善していくことも便秘予防につながります。

軽い運動や散歩をする。ストレスを溜めず、良質な睡眠をしっかりとるなどは、若い頃から習慣化しておくといいでしょう。

また、朝ごはんを食べたら便意があってもなくてもトイレへ行くようにするなど、毎日の生活の中で、排便の時間を決めて習慣化することも、便秘予防に効果があります。

便意を我慢してしまうのは便秘リスクのひとつ。それを防ぐためには排便しやすい環境づくりというのも大切です。高齢者施設では、個室内で転んでしまうと危ないので、トイレの扉を開けたまま「出たら教えてね」と言われたり、職員に見守られたりすることがありますす。入居者の安全を考えてのことなのはわかりますが、見られている側は排便しづらいものです。やはり排泄行為は、ある程度のプライバシーが保持されていないとなかなか難しいでしょう。

若い人でも、たとえばトイレの音が周りに聞こえてしまうようなオフィスで排便しづらく、便秘になる方がいます。小学生でも、学校で個室に入るとからかわれるからと我慢して便秘になってしまう子もいるのです。このように、便意を我慢しないといけない環境というのも便秘のリスクになります。

便が出しにくくてお困りの方は、排便姿勢を意識してみるといいでしょう。寝たきりの方が便秘になりやすいのは、寝た状態では大腸の角度的に便が出にくくなっているからなのです。立ったり座ったりすると、便が押し出される方向が重力と同じ向きになるので、排便がスムーズになります。さらに「理想の排便姿勢は前かがみ35度」といわれています。腹圧がかけやすくなる上に、直腸と肛門が

排便の体勢

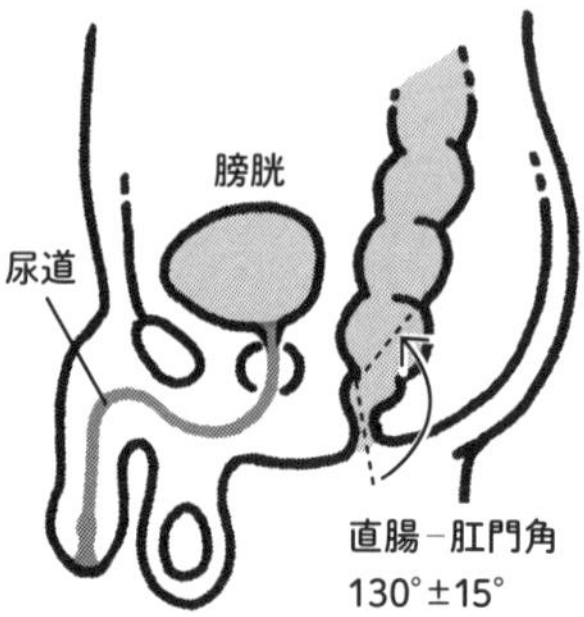
座位
重力と同じ方向で
出やすい

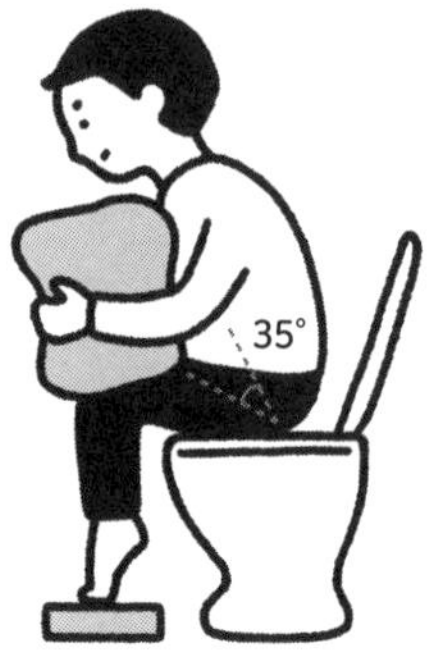

まっすぐになって排便しやすくなるためです。ちょうど和式便所にしゃがんだくらいの角度なので、実は和式というのは排便には向いているんです。ただ、高齢者にとって和式はバランスを崩して転びやすいというデメリットがありますし、そもそも最近では和式便所をほとんど見かけなくなりました。そのため洋式便座に座って、やや前かがみになり膝を曲げる体勢をとるのがおすすめです。ロダンの彫像「考える人」をイメージしていただくとわかりやすいかもしれません。その際、かかとを少し上げて足を高くした

状態にするとお腹に力がかけやすくなるため、その姿勢をサポートする足台なども売られています。

常用している薬の副作用で便秘になる場合もあります。たとえば麻薬や向精神薬、抗パーキンソン病薬は便秘になりやすい薬として有名です。こうした薬に関しては、処方の際にお医者さんが注意してくれることが多いです。ただし鉄剤や血圧のお薬も実は便秘になりやすいにもかかわらず、見落とされがちです。

薬の副作用で便秘になった場合、対処法としては便秘用の薬を併用することになりますが、その際には主治医との調整が必要です。というのも、パーキンソン病の薬は酸化マグネシウムを併用すると効果が落ちる、といわれており、薬によっては飲み合わせが悪いものがあるからです。

また、心臓が悪い人はだいたい腎臓の機能も落ちているので、便秘薬として酸化マグネシウムは使わずに別の種類の薬を使います。さらに心不全や腎不全の患者さんが水をたっぷり飲むのは病気のリスクを高めてしまうのでＮＧです。

飲んでいる薬剤と便秘の関係

薬剤種	薬品名	薬理作用、特性
向精神薬	・抗精神病薬 ・抗うつ薬（三環系、四環系、セロトニン・ノルアドレナリン再取り込み阻害薬、他）	・抗コリン作用 ・四環系よりも三環系抗うつ薬で便秘を引き起こしやすい
抗パーキンソン病薬	・ドパミン補充薬、ドパミン受容体作動薬 ・抗コリン薬	・中枢神経系のドパミン活性の増加や、ACh活性の低下作用 ・抗コリン作用
循環器作用薬	・カルシウム拮抗薬 ・抗不整脈藥 ・血管拡張薬	・カルシウムの細胞内流入の抑制で腸管平滑筋が弛緩する
鉄剤	・フマル酸第一鉄	・収斂《しゅうれん》作用で蠕動《ぜんどう》の抑制作用

薬を常用している人は、きちんと自分の体の状態に合わせたり、かかりつけのお医者さんに相談したりしながら進めていくことが必要です。

70代からはフレイルに気をつける

人生の最期まで、自分でトイレに行って気持ちのいい便を出すために重要なキーワードが、「フレイル」です。皆さんは、この言葉を聞いたことはあるでしょうか。

これは英語の「Frailty（虚弱）」を語源としてつくられた言葉で、加齢によって筋力が低下したり、やる気が起こりにくくなったりするなど、心身の活力が衰えることで陥る虚弱状態を指しています。健康な状態と要介護状態の中間にいる状態、ということです。

「意図せぬ体重減少」「筋力の低下」「歩行速度の低下」「疲労感」「活動量の低下」

のうち、3つ以上当てはまるとフレイル、1〜2つ当てはまるとフレイル前段階だとされています。

フレイルの兆候を見るための5つの項目ですが、これらは「にわとりが先か、卵が先か」と同じように、どちらが先かと断言することは難しく、互いに影響し合っています。退職したり、病気やケガで外出しにくくなったりしたことをきっかけに、生活範囲や行動範囲が狭まり、精神・心理状態が落ち込むと同時に口腔機能や栄養状態も悪くなっていく。このようにドミノ倒しのように衰えが進んでいく現象を、東京大学高齢社会総合研究機構の飯島勝矢教授は「フレイル・ドミノ」と表現しています。

私は最近、ある研究の一環として、高円寺の小杉湯という銭湯へ来る人たちに、いろいろ話を聞いて、フレイルになるリスクの高い人がいないかを見る活動をしています。あるとき、奥さんを亡くされてから、食べるものが毎日菓子パンばっかりになってしまったというフレイルリスクの高い方がいました。その方は結局、栄養不足になったことをきっかけに体が弱っていき、筋力が低下してうまく歩けなくなり、転びそうになるので散歩などができなくなって活動量が減少……、という経過でフレイルになりかけていました。別の方は、ご飯はしっかり食べていたのだけれど、友人や趣味がないため家に引きこもりがちになり、テレビばかり見ていてほとんど出歩かないせいで筋力が落ち、動かないから食事の量も減っていき、さらに体重が落ちる……、という経過でフレイルになりかけていました。

このように、「フレイル・ドミノ」が始まるきっかけは、人によってさまざまです。その人その人に応じたリスクがある。それを見極めながら、なるべくフレイル・ドミノに入らないようにすることが、高齢になっても健康でいるために大切なことです。

もちろん便秘が原因で食欲が落ちて、栄養不足になり筋肉量が落ちて……、という経過でフレイル・ドミノが始まる方もいれば、食べる量が減って筋肉量が低下し、腸の動きが悪くなって便秘になる、という方もいます。人や場合によって、さまざまなパターンがあるので、一概に「高齢者の便秘はフレイルが原因」とは言えませんが、少なくとも便秘はフレイルのリスクが高いサインである可能性は大きいので、便秘にならないよう気をつけることは、フレイル対策のひとつであるとも言えます。

そうはいってもフレイルは、すなわち老化現象です。80代、90代と年をとるに従って、体が弱ってしまうのは不可避です。ただフレイル・ドミノの進行を少しでも遅らせることで、介護を必要とする状態になるまでの期間を延ばすことができます。そのためには、70代からいろいろと意識しておくことが大切、ということですね。

ちなみに、高円寺でいろいろな方のお話を聞いていて、最もリスクが高いなと思ったのは、「昔からずっと調子が悪いから、病院にかかっていない」ことでした。すごく息が苦しそうにゼイゼイいっていて、私から見たら明らかにCOPD（慢性閉塞性肺疾患）の症状が出ていました。しかし話を聞いてみると、以前に診断はされたが、自分にとってはこの状態が普通なので、それ以降受診はしていないと言います。歩くだけで苦しくなるけれど、本人は病院にかかっていないから悪化していないと思い込んでいました。その不調は、薬でよくなる可能性があるものです。また、ＣＯＰＤは放置しておくと悪化する疾患なので、きちんと治療することが重要な疾患でもあります。年を取ってからは、日常生活での困り事を気軽に相談できる医師や保健師がいることが、健康寿命を大きく損ねないための最大のリスク回避法になるのかもしれません。

フレイル対策は「食べる」「動く」プラス「出す」

私が研修医時代にお世話になった高知県の近森病院の院長（当時）であった近森正幸医師は、約20年前、医療現場に「リハビリ」と「栄養指導（ＮＳＴ）」を導入した人として有名です。今ではその重要性がかなり認められていますが、20年前となると先進的な取り組みでした。その頃、高齢化が進んでいた高知県でたくさんの高齢者を診ていた院長が、「高齢で体力がなくなってきても食べられて、運動できたら元気になるんやな」と思ったのが、その2本の柱に注目するきっかけだったと聞きました。

「食べられて、運動できれば元気」というのは、まさにフレイル予防の考え方です。当時はリハビリや栄養士による栄養指導をしても診療報酬が十分つかなかったので、入院患者に適切なリハビリと栄養サポートが行われることはなく、寝たきりになった患者はそのまま寝かせておき、ただつき添い看護をするだけという状態だったそうです。近森院長の尽力もあり、現在では近森病院に限らず、多くの病院で必要な患者さんにリハビリと栄養サポートが提供されるようになりました。

フレイルのチェック項目のひとつに「筋力の低下」があります。筋力を維持するためにはタンパク質を摂ることが大切です。食事量を増やすといっても、お米ばかり食べていてはダメ。高齢者ほどお肉や豆腐など、タンパク質の多い食材をしっかり食べないといけません。年をとるとあまりお肉を食べなくなる方が多いですが、タンパク質は大事。在宅医のトップランナーである佐々木淳先生が「1にカロリー、2にたんぱく、みなさん、マクドナルドのハンバーガーでいいから食べて」と言っていました（『在宅医療のエキスパートが教える 年をとったら食べなさい』飛鳥新社・2021年）。高齢者こそマックや吉野家へ行けということです。これは私も同感です。ファストフードって体に悪いイメージがありますが、それよりもフレイル前段階の高齢者には高カロリー、高タンパクの食事が大事なのです。

フレイル・ドミノに入るのをなるべく遅らせるための基本は「食べること」「動くこと」。それに加えて私は「出すこと」も大切だと考えています。便が出ないと、やっぱり食べられないんです。実際に、在宅医として高齢患者さんたちを診ていると、便が出せていないから食欲が出ていないない方がよくいます。便秘解消は食欲の第一歩になることがあるのです。フレイルを予防するためにも、70代からは便秘に気をつけていきましょう。

人は必ず老化する生物

ここまで、70代くらいまでの人生をいきいきと暮らすために気をつけたいことを書いてきました。フレイルは最終的に老衰に変わっていきます。大きな病気にならなくても、不老不死でいることはできないので、不調の予防や改善が難しくなるポイントはいつか必ず出てきます。これは個人差がとても大きいのですが、在宅医としての私の感覚では、だいたい80歳くらいからはどんなに元気だった方もゆるやかに老化に伴う不調や症状が出てきます。日本人の平均寿命は男性が約81歳、女性が約87歳です。80代を過ぎたらいよいよ天寿を全うするべく、無理な予防や治療をするより、自分が満足できる最期の時間を過ごすことに焦点を当てていくことをおすすめします。

たとえば、最初におすすめした大腸がん検診も、アメリカの検診学会では75歳以上の方には推奨していません。75歳以上は、大腸がんを発見・治療しても、他の病気や老衰などにより、その後の余命が変わらない可能性が高まる年齢だからです。日本はそこまで追いついていないのですが、個人的にはがん検診や健康診断を受けるのは75歳くらいまでで、以降は予防のための治療薬やサプリメントも必要最低限にしていってもいいのではないかと思っています。人間には天寿があり、健康でいられる期間には限りがあるということだけでも、覚えておいてもらえれば幸いです。最終章では、もう少しこの話に触れていきたいと思います。

第 5 章

うんこも死もタブー視しない社会へ

終末期の大腸がんを見てきてわかったこと

私は在宅医になる前、消化器専門の外科医として数多くの手術を行ってきました。若くして大腸がんが見つかったものの手術がうまくいってよくなるケースもあれば、80歳を超えて大腸がんが見つかり手術した結果、入院中にフレイルが進んでしまって自宅に戻れず、そのまま施設に入るケースもありました。高齢者が入院して手術をすると、しばらく絶食したり活動量が低下したりするため、一気にフレイルが進んでしまうのです。手術は成功したものの、ご本人が希望する自宅ではなく施設に行くことになってしまった患者さんをみると、この手術はしなかった方がよかったのだろうか、むしろ自分がした手術が家族にもご本人にも悲しい思いをさせたのではないか、と思う瞬間もありました。手術でがんは取り切れるけれど、本当にしていいのか？　意味はあるのか？　という迷いが次第に生まれてきました。

医療の現場でずっと「治すこと」を中心にやってきたけれど、あの80代の患者さんにした外科的手術は、本当に患者さんを「治す」行為だったのだろうか。そんな問いを抱えながら厚労省へ行き、地域医療に関する取り組みを知って、やはりこれからの高齢者医療は「治す」ことよりも「支える」ことが大切になっていくだろうと思うようになりました。

もちろん治せるものは治した方がいい。けれど、人間は誰でもいつかは「治らなく」なる。老化が進み、最後には死を迎える。それは誰にでも平等です。そのことをもっと自覚しないといけないはずなのに、その意識が醸成されていないように感じたのです。

私は講演などでよく「世界で一番死亡率が高い国はどこですか？」と聞きます。

たとえば選択肢として出すのは、日本、韓国、アメリカ、ウガンダ。具体的な国名を出していくと、「ウガンダかな？」「逆にアメリカでは？」というような答えが返ってきます。しかし、死亡率はどの国も１００％。一緒なんです。いつかは誰でも死んでしまう。そのことに、意外と目が向いていないことがわかりますよね。

特に、医療現場ではどうしても生存率にばかり目がいってしまいます。５年生存率とか、そういったところにばかり目が向いて、「そもそも治療すべきなのか」という方にはあまり目が向いてきませんでした。たとえば「80歳を超えてがんになったら、必ずしも手術をしなくていいんじゃない？」という考え方が、もっと自然に受け止められる方向へ進んだ方がいいのではないか。延命する方向ばかりを考えるのではなく、人生の最期に向かう時間をどう過ごすかを考えることも大事なのではないでしょうか。

病気そのものは治ったけれど、その人の生活全体を見たときに、総合点として本当に手術がよかったのかどうかという判断を、外科医時代の私はあまりしてきませんでした。もちろん、がんという病気を考えれば、がん細胞を取らなければ「あと○年、○ヶ月」など、だいたいの余命がわかってしまいます。もしかして患者さん本人には「死期が決まってもいいけれど、大好きな趣味の集まりにはできる限り顔を出し続けたい」という希望があったかもしれない。がんと診断されたら医師として精一杯の手術をして病巣を取る、というのが外科医として習性のようになっていたけれど、本当はそういう患者さん本人の意思をしっかり聞いて話し合い、ときには「手術をしない」と決断する必要もあったと思います。人が必ず死ぬことは変えられませんが、死ぬまでの時間をどう過ごすかは、自分の選択で変えることができるのです。

たとえば血糖値が高くても、患者さんが90歳を超えていたら、食べたいものを食べた方が幸福かもしれません。その年齢で節制しても、もう寿命はそれほど延びないわけです。そんな患者さんに、厳格に糖尿病のコントロールをする必要があるかと言われたら、今の私は「ない」と答えます。医療現場では「血糖値は基準値を目指さなければいけない」という考え方が常識になってしまっています。

しかし、血糖値をコントロールする目的は、主に動脈硬化を予防し、さまざまな合併症になることを防ぐことにあります。そこで「今から死ぬまでの時間をどう生きるか」という視点を持ってみたときに、「厳しく節制して今後の動脈硬化を予防するより、好きなものを食べて死んだ方がいい」というように患者さん自身が思ったら、医師はその希望通りに支えていいんじゃないかと思うのです。

そんなことを考え始めた頃に知ったのが、「BPSモデル」でした。

「BPSモデル」と「生物体と生活体」そして「社会的処方」

「BPSモデル」は、「Biomedical（生物的）」、「Psychological（心理的）」、「Social

（社会的）」の頭文字をとった言葉です。「生物心理社会モデル」とも言われ、人間の健康というのは「生物的要素」「心理的要素」「社会的要素」それぞれにおいて安定していて、初めて成り立つという考え方です。

大腸がんになったら手術でがんを取る、というのは「生物的」に健康を維持しようとするためのものです。ただ、がんを治療しても、その患者さんが術後、寝たきりになってしまったら「心理的」にも「社会的」にも安定しているとは言えなくなる。つまり、トータルで考えれば「健康を損ねている」状態になってしまいます。これからの医療というのは、体や病気という生物的要素だけを見るのではなく、患者さんの心理的な問題や社会的な問題にも配慮し、本人にとってその3要素のバランスが取れる選択をすることが幸福につながるのではないか、というのが「BPSモデル」なのです。

「BPSモデル」は複雑なので、もう少しシンプルに、私は「生物学的な人間と生活体としての人間がある」という言い方をしています。

これからの「支える医療」というのは、フレイルを予防するためにリハビリなどで「身体的な機能」を保つことが大切です。それと同時に患者さんの「社会的な役割」を維持したり、つくったりするために、医療的サポートをすることも大切だと考えています。そこまで医療者がやるべきことなのかはわからないのですが、これまでの医療が担ってきた、生物的要素だけをみるという役割は、特に高齢者医療の現場ではもう限界を迎えていると思うのです。

医療が進歩した今、標準的な医療行為を行っていれば十分天寿まで生きられる人が増えました。さらに身体的な機能を上げて寿命を延ばすことは難しいし、その必要があるのかどうかも定かではありません。そういう状況を受けて、近年では自分から町に出て、患者さんの社会的な役割をつくる活動や町づくりなどに参加する医療者が増えてきています。

公衆衛生の歴史を紐解くと、昔、医師は意外と外に出ていました。なぜなら、薬をつくるよりも井戸や水路などをつくった方が、人の死を減らせる時代だったからです。昔は病気以前に、水がないから人が亡くなってしまうという状況がありました。たとえばアフガニスタンで用水路をつくり続けた中村哲医師は、現代でもこのような公衆衛生の仕事をしていました。「病院がない」という問題以前に、「水がない」とか「農地に水が引けず食べ物がつくれない」という理由で亡くなってしまう人が多ければ、まずは水をつくることが医者の仕事だよね、という時代があったのです。

その後、上下水道などのインフラが整備され、病院がつくられていくと、だんだん医師の仕事は病院内で行う医療行為に特化されていきました。それが、一周回った今、再び医師が町に出て、人々が健康に暮らせるような社会的役割をつくる仕事が重要視され始めています。

特にイギリスなどでは「リンクワーカー」という先進的な取り組みが行われています。医師が必要に応じて患者をリンクワーカーに紹介すると、リンクワーカーが地域の活動やサービスを患者に紹介し、社会に接続する役割を果たしています。そもそもフレイル予防には、どんな薬を使うよりも家から出すことが有効ですから、薬ではなく社会や地域とつながる機会を提供しましょう、という考え方です。日本でも「社会的処方」と翻訳され、地域によっては導入されつつあります。

こうした活動は、社会から離れて人生最期の10年を孤独に過ごすよりは、リンクワーカーの取り組みによって町に出て、ボランティアや趣味の活動に参加するなど自分らしく生きた方が幸福だよね、というところから始まったものです。孤独は1日15本の喫煙と同じぐらい健康を損なうリスクがあるといわれています。そうなると、社会的孤独をいかに減らすか、という活動は、明確に「予防医療」と言えるのではないでしょうか。

このように、「健康」においては、社会や暮らしに対する視点が再び重視されるようになってきました。それに伴い、医療者が関わるフィールドも、暮らしに近いところへ移りつつあるような気がします。いまや医師が戦うフィールドは、白い巨塔ではなく地域全体なのです。

DNAR、AD、ACPとは

病院では、特に高齢患者さんや末期のがん患者さんなどが、入院するときや手術前に、「心停止時に心臓マッサージを希望しますか？」という質問に対して、「します」「しません」のどちらかにチェックを入れるという意思確認を行うことが多いです。この「心肺蘇生を実施しない」という患者本人の意思表示のことを「DNAR（Do Not Attempt Resuscitation）」といいます。これは病院ではずっと昔から形式的に行われている意思確認なのですが、多くが医療者と患者本人だけのやりとりになるので、DNAR指示があっても、いざ心停止となったときにご家族が「心臓マッサージをしてください！」と言って覆ってしまうことがあるのです。

ACPとADとDNARとは

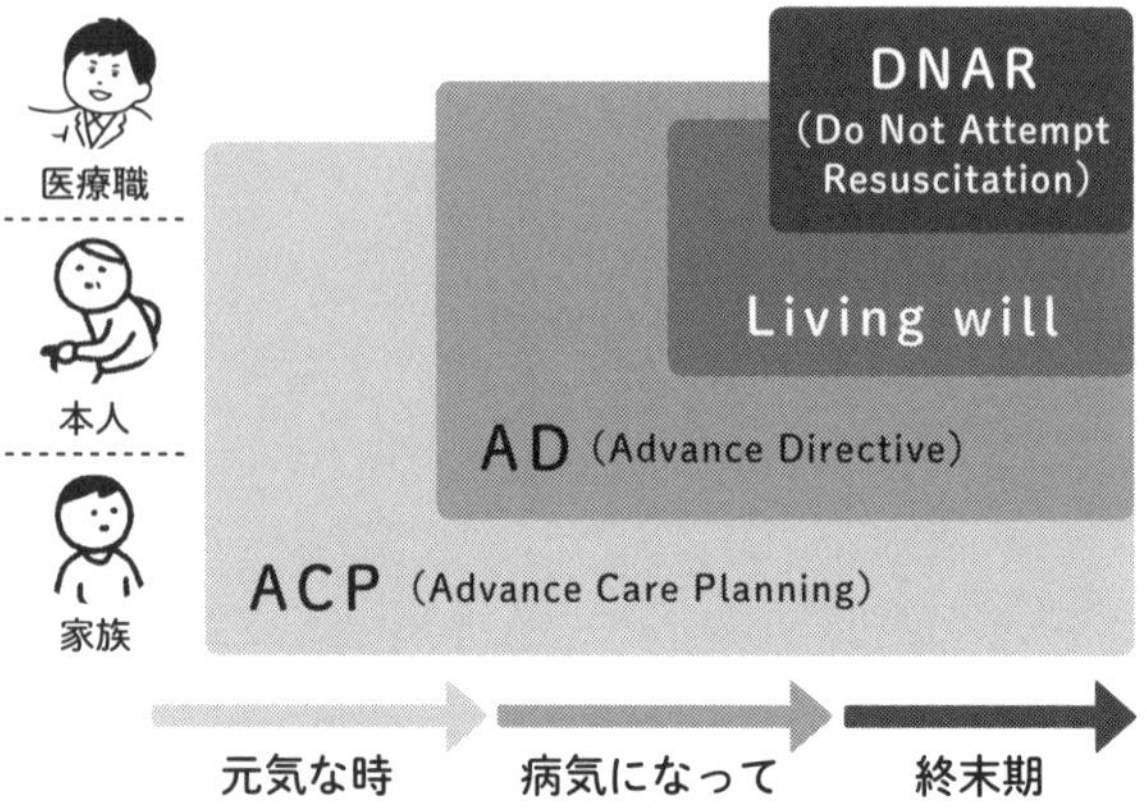

DNARは心停止時に心臓マッサージをするかどうかに関する意思表示の話ですが、そもそも終末期医療の現場では、延命をするかしないか、あるいは臓器提供するかしないかといった意思に関して、患者本人と家族の意見が食い違うことがしばしばあります。そして、それを課題に思っている医療関係者も多いです。判断能力を失った際に自分にしてほしい医療やしてほしくない医療など、行われる治療やケアに関する意思をあらかじめ書面化しておくAD（Advance Directive）という手法もあります。これは、自分の意

思を書面に示すと同時に、家族など自分が信頼する人に自分の医療について決定する権利を委任しておくことが推奨されているので、患者本人の意思が家族に前もって伝わっているケースが多いです。しかし、このADというのも、「自分に何かあったときには心臓マッサージもしないし、人工呼吸器も入れないでください」といったように、結論だけを書面にしたものでした。結論だけを共有していても、いざ事が起こると家族は「本人も言っているので人工呼吸器はしないでください」とは言えなかったりします。自分が「しないで」と言ったら、患者さんはその後すぐ亡くなってしまう状況ですから、「やっぱりまだ死なないでほしいから人工呼吸器をつないでください」というようなことが起こります。

そこで本当に必要なのは何かというと、本人がなぜそれを望んでいるのかという理由や背景、思いを共有するプロセスです。「これをしないで」という結論だけではなく、どうして人工呼吸器をつけてほしくないのかという理由も含めて共有しておくことが重要なのです。もし本人が「家族に迷惑かけたくないから」という理由で人工呼吸器を希望しなかったとして、家族側は「人工呼吸器をつけてでも私たちは生きていてほしいし、サポートしたいと思ってるよ」という気持ちかもしれません。そういうお互いの気持ちをきちんとやりとりし、事前に話し合う時間をとっておけば、いざというときもお互いが納得する道が選べるのではないでしょうか。さらに、こうした話し合いをしておくと、本人が亡くなったあとも残された人たちが「あれで本当によかったのだろうか」と悩むことが減り、つらい気持ちも軽減できるということがだんだんわかってきています。それがＡＤよりも対話のプロセスを重視した、ＡＣＰ（Advance Care Planning）です。

「人生会議」は「死に方」ではなく「最期の生き方」を話し合う機会

生前に、自分自身の終末期の医療ケアや臓器提供などに関する意思表示を書面にしたものを「リビング・ウィル（Living will）」といい、最近では終活の一環として用意しておく人も増えているそうです。これはADの一種で、たとえば、不治の状態になったときには延命措置はしない、苦痛を緩和するための処置は受け入れる、など具体的な指示が記入されています。

しかしリビング・ウィルには基本的に法的効力はないため、本人としては「延命しないで」と明確な意思表示をしておいたつもりでも、家族が延命措置を希望してしまうこともあります。「リビング・ウィル」を決めることは大切ですが、さらにそれを周囲の人と共有しておくことがもっと大事ということですね。

家族が最後に迷うのは、結局、患者本人がそう判断した理由がよくわからないからです。なぜ自分は延命してほしくないのかという理由を話し合うプロセスを経ることで、互いの価値観を知ることができ、どちらもが納得のいく選択ができる。その時間全体がＡＣＰなのです。

ちなみにＡＣＰは、日本では「人生会議」という愛称がついています。数年前に、吉本興業の芸人さんを起用したポスターが悪い意味で話題になったことがあるので、「人生会議」という言葉は記憶に残っている人も多いかもしれませんね。

日本人は死をタブー視しがちなので、「生きているうちから家族が死ぬ話をするなんて縁起でもない」という意識が強いのかもしれません。けれど、人生会議で話し合うことの本質はむしろ「人生で何を大事にしてきたか」「残りの人生で、何をしたいと思っているのか」ということです。言い換えれば「最期までどう生きたいか」を周囲の人たちと話し合い、意思表示をしておくことでもあるのです。

また、ＡＣＰで患者の価値観を共有することで、医療側も治療やケアがやりややすくなるという側面もあります。医療現場での意思決定って実は複雑で、Aという治療を選択したからといって、予想通りAにつながるとは限らず「リスクがあってAが結局できない可能性もあるし、こういう状況になればBにせざるを得なくなる可能性もある」と複合的な判断が必要になるものなので、患者さん本人の希望だからといって絶対にその治療をする、しないと約束するのは難しいのです。そこで、患者本人の意思決定のプロセスや価値観をあらかじめ共有してもらったり、いざというときに家族を通して知ったりすることができれば、医療者もその希望に沿うための判断をしやすくなります。

たとえば患者本人がお話しできなくても、家族から「本人が『痛いのだけは勘弁してほしい』と言っていました」と聞ければ、そのときの状況などを加味し「だったらこうするのが一番いいと思いますよ」と提案できます。あらかじめ「こういう状況になったときに痛みが一番少ないのはAという方法で、こういう状況ならBとCをすると痛みが少なくて……」と全て説明しておくことは難しいですが、患者さんがどういう価値観を大事にしていて、どんな希望があったかを聞けると、医療者もその希望に沿った治療がしやすくなります。患者さんの大事な価値観を、周りのみんなで共有するということは、本人と周囲が満足度の高い死を迎える上でとても大切なことなのです。

ACPをゲーム形式で取り入れる

ACPに関しては、患者さんの自己コントロール感が上がり、残された家族の悲しみや鬱を減らす、グリーフケア（悲しみから立ち直るための支援）としての役割を果たしたというエビデンスが出ています。お看取りまで患者さんの価値観を大切にして過ごすと、いろいろといいことがあった、ということですね。

そこで私が開業した在宅診療所である「おうちの診療所」では、患者さんが一人で書く「エンディングノート」ではなく、本人とご家族、関係する医療職が書き込んで価値観やプロセスを共有できるノート「ケアを結ぶ手帳」や、大阪府豊中市と協働してＡＣＰを普及するためのゲームを開発しています。

このゲームは、人生の最期を疑似体験するボードゲームです。「人生ゲーム」の終末期版、といったところでしょうか。いきなり自分の人生の最期について考えるのはハードルが高い人もいるだろうという考えから、ゲームでは職業や性格が設定された６人のキャラクターから１人を選び、サイコロを振ってすごろく形式で進めます。「このキャラクターならどう考えるだろう」とポイントごとに考えます。ゲームでは病気や死に場所がサイコロで決まりますが、リアルな人生ではそれを自分で決められます。ゲーム上とはいえ、いろいろな選択肢のメリット、デメリットなどを真剣に考えてもらうことで、同時に自分の人生にも思いを馳せてもらえるように設計されています。

同じようにＡＣＰのきっかけになるゲームとして、「もしバナゲーム」というカードゲームがあります。これはもともとアメリカでつくられた「GO WISH

GAME」というゲームを日本語版にしたもの。「尊厳が保たれる」「私を一人の人間として理解してくれる医師がいる」「あらかじめ葬儀の準備をしておく」など、人生の最期に関係しそうな内容が書かれた36枚のカードから5枚が手持ちとして配られ、カードを交換しながらより大切だと思う内容のカードを手持ちに残していくことで、「自分が人生の最期まで大切に思うことは何か」を考え、一緒にゲームしているプレイヤーとも共有していけるゲームです。

これは自分がどう死を迎えたいか、ということについて考えるためにはとてもいいゲームですが、ちょっと重いというか、死について考えることへの免疫がない人といきなりやるのは少し難しいかもしれないという意見もありました。それよりはもう少し軽く楽しめるようなゲームがいいね、ということで、少しライトなゲームをつくってみました。恋愛リアリティショーという番組がありますよね。あれって人が恋愛する様子を見て「これは嫌だな」とか「自分もそういうのが好きだな」と自分の価値観を言語化するようなところがあるものです。それと似たことを人生の終末期に関してもできたらいいなと思って、ゲームを開発していました。

早めに「死」を考えておくことで逆に自分の「生」が豊かになる

現在、私は「おうちの診療所」で在宅医療に従事しています。人間は、いつかは弱ってきて、最後は死んでいくものです。前にも書いた通り、どの国に住む人も、死亡率は100%。ある意味、死というのはなによりも平等といえるかもしれません。そして最期の迎え方は人によってさまざまですが、死に向かう時間を調整していくのが、在宅医療の仕事です。

訪問診療や訪問看護がどういうものなのか、ご存じでしょうか？「家で診療してくれるんでしょ？」というのは確かに間違いないのですが、実際には「患者さんの人生最期の時間をコーディネートする仕事」です。最期まで少しでも自分らしく生きてもらうために、診療やケアの面でサポートできることをコーディネートする仕事、と捉えてもらえればと思っています。

ただ、私が在宅医として強く感じているのは、結局、私たちが関われるのは人生最期の数ヶ月、長くて1年くらいの時間だということです。死の直前からそのときを満足度高く過ごせることは人生の幸福度をかなり高めることだとは思っていますが、その人の人生が全体的に幸福だったかどうかは、もっと前の段階で決着がついてしまっていることが多いように思います。最期の数ヶ月だけ一生懸命幸福になるための方法を考えても、できることって少ないのです。

だからこそ、自分の人生はどうあったら幸福なのかということを、今から考えておいてほしいのです。自分がより自分らしく生きるってどういうことなのか。それを考えるために、むしろ早めに「死」のことを考えておくのもいいんじゃないかと思います。本当に死が目前に迫ってきてから考えると、「あれもやりたかった」「これもやりたかった」といろいろな心残りが出てくることが多いのですが、人生最期の時間でそれを全て叶えることは難しい。医療的なサポートをすればできそうな希望を、私たちも協力して叶える場合もありますが、あれもこれもと思い残しがある最期はつらいものです。だからこそ「死」を考えておくことは、逆に自分の「生」を豊かにすることにつながるのではないかと思います。

病院だけでは解決できない問題に取り組み続ける

訪問診療で患者さんと向き合う中、私自身もまた「自分にとっての幸福ってなんだろう」ということを深く考えるようになりました。そこで思い至ったのが、患者さんとも、一緒に仕事をするチームメイトとも、いい関係性を大事にすることで自分の幸福度が高まるということです。チームメイトとはいい仕事をするだけではなく、質のよい関係性を保ったチームを運用したいと思うようになりました。それが自分の幸福にもつながるし、チームメイトの人生もより幸福になるのではないかと思っています。

組織というのは、業績や売り上げといった「結果の質」を重視するあまり、チームの関係性を損ねていくところが多いのですが、私たちはまず「関係の質」を上げることを大事にしようと考えています。そして、関係の質が高いチームになれば、診療のクオリティなど結果の質も高め合おうとそれぞれが考えられる組織になるのではないでしょうか。

「患者さんの人生や暮らしをよいものにしよう」という感覚は、自分自身が「よいと思える人生」を送れていないと生まれてこないと考えています。やはり仕事って、最終的には自分が幸福になるためにしているのではないかなと思います。

患者さんとも、まずは信頼関係をつくって、その人が大事にしているものや本当にやりたかったことについて話してもらう。その結果、診療の質、つまり結果の質が上がったという例もあります。こういうやり方は病院にいると難しいけれど、在宅医療では可能になってくるのです。

病院の勤務医だった頃は、入院から退院の間しか関われず、どうしても「手術が必要になってから出会い、手術しておしまい」になっていました。しかし、俯瞰してみるとまずは病気になる前の段階に、予防医療があります。さらに治療の途中でつらくなって通院をやめてしまう患者さんや、退院後も治療継続が必要な患者さんへのフォロー、いざ亡くなる際には在宅医療でのお看取りなど、病院の外にもいろいろと医療者が問題解決に携われる仕事があります。医療というと基本的には病院という枠の中の話を思い浮かべると思いますが、これから先は、もっと暮らしに近いところでの医療、P178の図の①〜③の方が重要になってくると思います。

私自身、病院の中にいたときはできなかった部分に関わりたくなって今に至ります。今後も、暮らしに近いところで①②③全ての活動をしていくというのが目標です。日本うんこ学会は、①の活動をしていると言えますね。うんコレは、主

暮らしの上での医療

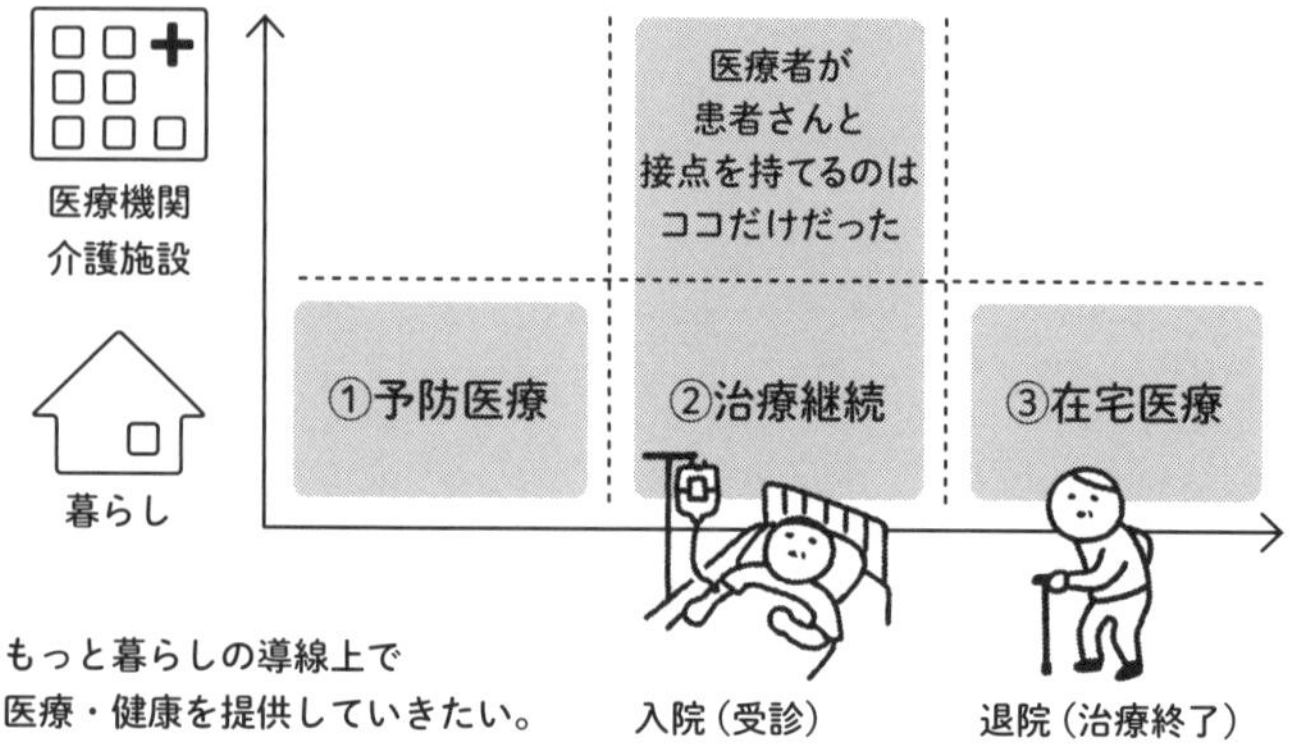
医療機関
介護施設
暮らし
医療者が
患者さんと
接点を持てるのは
ココだけだった
①予防医療
②治療継続
③在宅医療
もっと暮らしの導線上で
医療・健康を提供していきたい。
入院（受診）
退院（治療終了）

にスマホが使える若い人に向けた予防医療の取り組みです。また、日中は仕事が忙しくてなかなか診療が受けられない人のために東京の秋葉原で開業した、夕方から夜21時まで開いているクリニックは②に当たります。代表取締役を務めるomnihealという会社では、主に行動変容というジャンルを扱っています。たとえば一度受診した患者さんに継続受診を促すアプリをつくったり、検診を受けるタイミングをＬＩＮＥでお知らせする仕組みをつくったりする仕事をしてきました。これも①から②に当たる取り組みです。

そしてメインの在宅医療は、退院後など自宅や施設で過ごす人を支える仕事ですから③に当たります。

もともと自分の病気をきっかけに医師を目指した私は、患者さんの「生物体」としての問題を解決し続けてきました。でも今は「生物体としてだけでなく、生活体としての人間の課題解決をサポートしたい」という意識が強くなりました。病気そのものを治す病院もとても重要です。ただ、今医師が足りていないのは病院の外かなと思っています。病院だけでは解決できない問題に取り組み続けること。それが今の自分が目指すところです。

80代、うんこも死もタブー視しない世界を

80代からは人生の終末期です。いつかは多かれ少なかれ他人に迷惑をかけるでしょうし、常に自分らしくいられなくなっていくかもしれません。それでも、自

分が何を大事に、どう生きたいか。誰を大事にして、どんな関係性を築いておきたいか。そうしたことを決めておくことで、ひとつひとつの問題は乗り越えられ、最期に「幸せな人生だった」と思えるのではないでしょうか。

大事にしたい人とよい関係性を持ち続けられることが幸福に結びつくとすれば、うんこを漏らしたり、便秘で悩んだりすることがあっても、それによって人との関係を断ち切り、望まない孤独に向かってしまうのは最も避けたいことです。そのために私たち医療者も、さまざまな形でサポートします。誰かとのつながりをいつくしみながら、人生最期の時間を過ごしてほしいと思います。

うんこも死も、つらさや悩みを隠したり、一人で抱え込んだりしないですむ社会。うんこや死をタブー視しない社会をつくっていきたいと、今の私は思っています。

第5章
うんこも死もタブー視しない社会へ

おわりに

「先生、わたし最期までトイレに行きたいと思っているんだけど、できるかな？」

ある日、在宅医療で診ているがん末期の患者さんにこう相談されました。

みなさんも、少しだけ想像してみてください。

あなたの体が弱ってきて、一日の多くをベッドで過ごすようになったとき、最期までしたいことはなんでしょうか。旅行に行きたい？　残ったお金でぱっと遊びたい？　昔好きだった人に一目会いたい？

私は在宅医療を担う医師として多くの患者さんの「人生最期の時間」と向き合ってきました。このとき、最も多くの方が希望されるのが「トイレに歩いて行きたい」と「美味しいものを食べたい」でした。人間にとって食べることと出すことは最期まで重要な機能で、尊厳の本質なのではと思うようになりました。外科医時代よりも、便そのものを重視するようになりました。

本書では「便を見る力」と銘打って、自分の健康を守るために必要な便とのつき合い方を中心にご紹介しました。読んでいただいて、便の悩みを解消するには健康的な毎日を送ること以外に手段がなく、「当たり前」と思われたかもしれません。誰も知らない健康法を期待された方には申し訳なかったですが、当たり前なことほど難しいので、ぜひ実践してみてください。

健康でいる方法は古来より研究され、平均寿命は世界的に延び続けてきました。人類はこれ以上長寿を目指せないほど医療は進歩し、「当たり前」のことができないほどに年をとるようになった今も、最期まで「排泄」は避けて通れないので、人は便と向き合い続ける以外ないのです。

本書を読んで、ご自身が年齢を重ねたときやご両親など大切な方との関係・人生に思いを馳せ、語り合うきっかけにしていただけたなら、これほど嬉しいことはありません。

最後に、前職時代に依頼をいただいたにも関わらず上手く書けずに原稿を飛ばしてしまった私へ、また声をかけてくれてずっと見守ってくれた穂原俊二さん。作業時間が取れずに遅々として進まない私の原稿作成にとても丁寧に誠意を持って対応してくれた岡田宇史さん、岩根彰子さん。そして第一読者として編集者としてサポートしてくれた妻へ、この場を借りて感謝の言葉を述べたいと思います。

少しでも多くの方に、よりよい人生の提案につながる本になることを願って。

2024年2月　石井洋介

参考文献

第1章

・厚生労働省「令和4年（2022）人口動態統計月報年計」
・厚生労働省「令和4年簡易生命表」
・厚生労働省「人口動態統計年報主要統計表」
・平成16年度厚生労働省がん研究助成金「がん検診の適切な方法とその評価法の確立に関する研究」班「有効性評価に基づく大腸がん検診ガイドライン」
・米国予防医学専門委員会「Screening for Colorectal Cancer: An Evidence Update for the U.S. Preventive Services Task Force」

第2章

・日本消化管学会「便通異常症診療ガイドライン2023」
・Kerryn W Reding, et al. Am J Gastroenterol. 2013;108:270-6.
・S Gonlachanvit, et al.Neurogastroenterol Motil .2009;21:23-32.
・日本消化器病学会「機能性消化管疾患診療ガイドライン2020―過敏性腸症候群（IBS）（改訂第2版）」

・P Enck, et al.Neurogastroenterol Motil .2009;21:1133-41.
・日本大腸肛門病学会「便失禁診療ガイドライン２０１７年版」

第3章

・Shadi Zakai, et al. J Microsc Ultrastruct. 2016 Jul-Sep; 4(3): 143–6.

第4章

・米国消化器病学会「Pharmacological management of chronic idiopathic constipation」
・英国消化器病学会「A Guide to Refractory Constipation: Diagnosis and Evidence-Based Management」
・Arnold Wald.J Clin Gastroenterol.2003;36:386-9.
・日本消化管学会「便通異常症診療ガイドライン２０２３」
・Rohan M. Modi, et al.J Clin Gastroenterol. 2019; 53: 216–9.
・Laurent Dukas, et al. Am J Gastroenterol . 2003;98:1790-6.
・C E Koh, et al. Br J Surg . 2008;95:1079-87.

第5章

・Maria J Silveira . et al. N Engl J Med .2010;362:1211-8.
・Rebecca L Sudore, et al. J Pain Symptom Manage . 2017;53:821-32.e1.

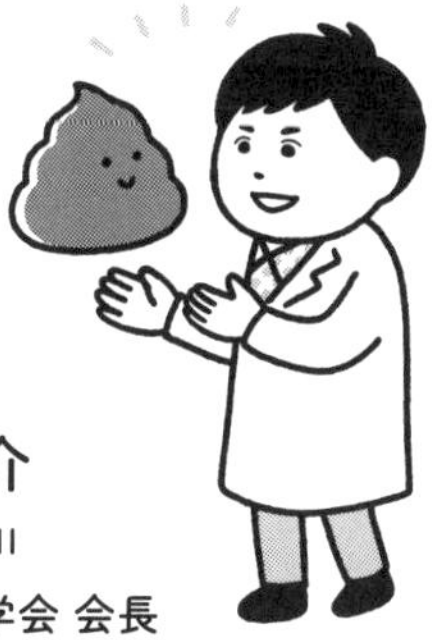

石井洋介
YOSUKE ISHII
医師／日本うんこ学会 会長

19歳の時に潰瘍性大腸炎により大腸全摘出術を受けたことをきっかけに医学部受験を決意。高知大学医学部卒業後、研修を経て横浜市立市民病院へ。消化器外科医として大腸がんの手術などを多数手がける一方、厚生労働省勤務や「日本うんこ学会」創設など意欲的に活動。「大腸がんは見つかった時点で寿命が決まる」という厳しい現実を打開すべく、毎日うんこを観察するカンベン（観便）を推奨し、医療の現場はもちろん、ゲームアプリやエンタメを通して発信し続けている。近年は、病気の予防・治療に加えて在宅医療の必要性を感じ『おうちの診療所』を開設。著書に『19歳で人工肛門、偏差値30だった僕が医師になって考えたこと』（PHP研究所）。

編集協力
岩根彰子
増谷 彩
カバー・本文イラストレーション
くにともゆかり
ブックデザイン
鈴木成一デザイン室
校正
東京出版サービスセンター

便《べん》を見《み》る力《ちから》

2024年2月26日　初版第1刷発行

著者
石《いし》井《い》洋介《ようすけ》

発行
永田和泉
発行所
株式会社イースト・プレス
〒101-0051
東京都千代田区神田神保町2-4-7 久月神田ビル
TEL:03-5213-4700　FAX:03-5213-4701
https://www.eastpress.co.jp
印刷所
中央精版印刷株式会社

ISBN 978-4-7816-2294-1